건강 나에게 물어봐

건강 나에게 물어봐

초 판 1쇄 2021년 07월 14일

지은이 건나물TV
펴낸이 류종렬

펴낸곳 미다스북스
총괄실장 명상완
책임편집 이다경
책임진행 김가영, 신은서, 임종익

등록 2001년 3월 21일 제2001-000040호
주소 서울시 마포구 양화로 133 서교타워 711호
전화 02) 322-7802~3
팩스 02) 6007-1845
블로그 http://blog.naver.com/midasbooks
전자주소 midasbooks@hanmail.net
페이스북 https://www.facebook.com/midasbooks425

ISBN 978-89-6637-934-7 03510

값 15,000원

미다스북스는 다음세대에게 필요한 지혜와 교양을 생각합니다.

5분마다 더 건강한 삶을
만드는 생활건강 가이드북

건강
나에게
물어봐

건나물TV 지음

미다스북스

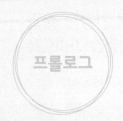

프롤로그

※ **일러두기**

이 책에 담긴 질병과 식생, 건강에 대한 내용은 '정답'이 아닙니다. 개개인의 상황, 체
질, 생리 등에 따라 다르게 적용될 수 있으니 일상에서 참고하고, 상세한 진단 혹은 컨
설팅은 전문가에게 받으시기 바랍니다.

더 건강하고 더 현명한
당신의 일상을 위하여

살다 보면 아주 작지만 무서운 생각을 하게 될 때가 있습니다. 사소한 것인데도 '혹시…?' 하는 걱정이 덜컥 들게 하는 것입니다. 그냥 모른 채로 넘어가기에는 신경이 쓰이는데 너무 소소하고 찰나의 궁금증이라서 전문가에게 물어보기는 애매합니다. 옆 사람에게서 넌지시 물어봐도 모르거나 시원치 않은 대답이 돌아오고, 인터넷으로 검색을 해보자니 정보의 홍수 속에서 가려운 곳을 긁어줄 답변을 찾기는 힘듭니다.

이렇게 잊혀진, 그러나 시시때때로 불쑥불쑥 떠오르는 궁금증이 많을 것입니다.

우리가 아무 의심 없이 따라왔던 습관이 사실은 건강을 해치고 있다면 어떨까요?

맛있게 먹은 음식에 위험할 수 있는 성분이 들어 있다면요?

별 생각 없이 쓰고 있었던 물건이 우리를 아프게 하고 있었다면?

이런 궁금증들을 풀어주던 속 시원한 유튜브 〈건나물TV〉에서 가장 많은 관심을 받았던 이야기들을 모아 책으로 만들었습니다. 영상에서 미처 설명하지 못했던 것들과 정보를 빠짐없이 담아 더 알차게 구성했습니다.

이 책에 유튜브 7천만 조회수를 가능하게 한 생활상식, 습관, 질병, 음식에 이르기까지의 건강과 관련한 다양한 궁금증에 대한 답이 있습니다. 동시에 관련된 오해와 진실들에 대해서도 빠짐없이 설명을 하려고 했습니다. 『동의보감』부터 최신 연구까지 오가며 한 번쯤은 들어봤을 법한 '카더라' 통신이 정말 맞는지, '혹시 이렇진 않을까?' 하고 떠올랐던 의심들이 진짜인지도 짚어보았습니다.

당신이 얼마나 모르고 살아왔는지, 모른 채로 일상의 곳곳에서 얼마나 건강을 망치며 살아왔는지 알아야 합니다. 이제 무엇이 더 좋은 것인지, 무엇이 나쁜 것인지 구분해야 합니다.

더 건강하고 더 현명한 삶을 위하여, 〈건나물TV〉가 함께하겠습니다.

이 책을 현명하게 읽고 현실에 적용한다면, 아무것도 모르고 '살아왔던 대로 살아가던' 삶에서 발전하여 반드시 더 건강하고 활기찬 삶으로 바뀔 수 있습니다. 일상의 작은 부분들을 바꿔 보다 건강하고 현명한 삶을 살아갈 수 있을 것입니다.

2021년 여름, 〈건나물TV〉

CONTENTS

PART 1 생활상식, 나에게 물어봐

PART 2 습관, 나에게 물어봐

PART 3 질병, 나에게 물어봐

PART 4 음식, 나에게 물어봐

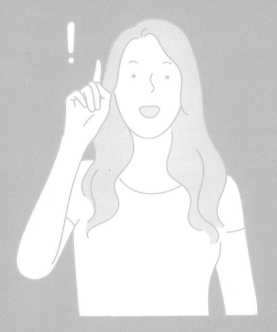

LIFE STYLE

생활상식,
나에게 물어봐

01

믹스커피 마음놓고 먹어도 되는 이유

여러분은 커피를 좋아하나요?

하루에 몇 잔 정도 마시나요?

아메리카노를 좋아하나요, 믹스커피를 좋아하나요?

깔끔한 아메리카노를 찾는 사람도 있겠지만, 달달한 믹스커피를 선호하는 사람도 많습니다. 그런데 믹스커피에 대한 부정적인 인식이 있습니다. 때문에 마실 때마다 조금은 불편한 마음을 가지게 됩니다.

정말 믹스커피는 몸에 나쁠까요?

믹스커피의 프림, 정말 몸에 나쁠까?

대표적으로 3가지 문제점을 얘기하는데, 첫 번째가 프림입니다. 프림이 포화지방산이기에 몸에 나쁘다는 것입니다. 하지만 포화지방산은 절대로 우리 몸에 나쁘지 않습니다.

포화지방산을 많이 먹으면 콜레스테롤이 올라갈 확률이 높다고 알려져 있는데, 믹스커피 안에 있는 포화지방산은 콜레스테롤 수치를 올리는 데 관계가 없습니다.

포화지방산이지만 단쇄지방산이기 때문입니다. 단쇄지방산은 우리 몸에 구석구석 흡수도 잘되고, 오히려 콜레스테롤이 몸에 흡수되는 것을 저해하고, 체내에 지방이 과도하게 축적되는 것을 방해한다고 합니다.

TIP - 프림

프림은 인스턴트 커피에 넣는 첨가물인데, 상표인 '프리마'에서 온 말입니다. '프림'은 야자유로, 식물성 크림이라고 합니다. 야자 안에 하얗게 들어 있는 것을 야자유라고 하는데 아주 부드럽고 고소한 맛을 내게 합니다. 그래서 우유 대신에 사용하게 되었습니다. 상처 치료나 염증 수치를 가라앉히는 데 쓰입니다. 심지어 다이어트에도 활용을 하고 있습니다.

TIP - 단쇄지방산

지방산은 분자 길이에 따라 장쇄, 중쇄, 단쇄지방산으로 나뉩니다. 몸에 체지방으로 쌓이는 것은 장쇄지방산입니다. 지방산 중에는 고리가 12개 이상인 것도 있는데, 단쇄지방산은 2개 내지 3개 밖에 안될 정도로 분자 길이가 굉장히 짧습니다.

믹스커피 끊으면 살이 빠질까?

두 번째 문제점은 설탕입니다. 단순당이 들어 있어서 혈당을 금방 높이고 칼로리도 높다는 것입니다. 그러나 믹스커피에 들어 있는 설탕은 많지 않습니다. 실제로 5~6g 정도 들어 있는데, 한두 숟갈 정도의 양밖에는 되지 않습니다. 그리고 칼로리는 50칼로리밖에 안됩니다.

종종 믹스커피를 끊어서 다이어트에 성공했다거나 건강해졌다는 사람들도 있습니다. 그 이유는 단순히 믹스커피를 끊었기 때문이 아닙니다. 당을 끊었기 때문입니다. 믹스커피뿐만 아니라 다른 당들도 의도적으로 줄였기 때문에 체중 감량이나 건강에 효과를 본 것입니다.

세 번째는 카제인나트륨입니다. 카제인나트륨은 우유 단백질인 카제인(casein)을 정제한 것입니다. 화학합성품으로 분류됩니다. 그래서 몸에 나쁘다고 오해받기도 합니다.

그러나 카제인나트륨은 단백질 함량이 90% 이상입니다. 우유 단백질의 수용성을 높이기 위해 나트륨을 결합시킨 것뿐입니다. 연구에서도 인체에 무해하다는 결과가 나왔습니다.

일부 커피 회사에서는 자사 제품에는 카제인나트륨이 안 들어 있다고 강조하기도 합니다. 그러나 믹스커피에 들어 있는 양은 하루에 한두 잔 마시는 분들에게는 전혀 문제가 되지 않습니다.

TIP - 카제인나트륨

단백질인 카제인을 정제한 것으로, 식품의약품안전처가 허가한 일종의 유화제입니다. 우유 속의 카제인은 칼슘과 결합되어 있지만, 정제 후에는 나트륨과 결합하기 때문에 '카제인나트륨'이라고 합니다. JECFA(국제식량농업기구—세계보건기구 합동식품첨가물전문가위원회)에서 1일 허용 섭취량을 설정하지 않을 만큼 안전성이 확인된 물질입니다.

2~3봉씩 한번에 타서 마셔도 괜찮은가?

몸에 나쁜 것을 먹는다는 죄책감 때문에 한 번에 많이 타먹고 싶은 것을 참고 조금씩 자주 먹는 사람들이 있습니다. 그러나 한꺼번에 먹든 나눠서 먹든 결과적으로 먹는 양은 같습니다. 맛있어서 많이 먹고 싶은데 몸에 나쁠까 봐 고민한다면 걱정하지 마세요. 한 번에 많이 먹어도 전혀 문제가 없습니다. 다른 제품하고 비교를 해볼까요?

구분	칼로리(kcal)	당(g)
우유 한 컵(300ml)	200	20
오렌지 주스 한 컵(200ml)	100	25
믹스커피 한 잔(100~150ml)	50	5~6

우유 한 컵(300ml)은 200칼로리 정도, 당은 20g 정도 들어 있습니다. 오렌지 주스 한 컵(200ml)의 칼로리는 약 100칼로리, 당은 25g입니다.

믹스커피 한 잔(약 100~150ml)에는 약 50칼로리, 당은 5~6g밖에 안 들어 있습니다. 만약 믹스커피 4개를 한 번에 마신다 해도 이때 섭취하는 당은 20~24g, 즉 오렌지 주스 한 컵과 동일한 셈입니다.

음료를 하나 택해서 먹어야 한다면, 좋아하는 믹스커피를 먹는 것이 어쩌면 살이 조금 덜 찔 수도 있습니다.

믹스커피를 마셔서 행복하다면 먹어도 좋다

믹스커피 한 잔 마셨을 때 당과 카페인 때문에 도파민 수치가 일시적으로 높아져서 행복감을 느낄 수 있습니다. 식사 후에 달달한 커피 한 잔은 소화를 돕는 작용도 가지고 있습니다. 커피에 들어 있는 클로로겐산이 위산 분비를 촉진하기 때문입니다. 위산은 각종 소화 효소를 포함하고 있기 때문에 위 안의 음식물을 장으로 빠르게 옮겨줍니다.

물론 믹스커피를 마셔도 되는가, 얼마나 마셔도 되는가에 대한 답은 사람이나 환경에 따라 조금씩 달라질 수 있습니다. 하지만 일반적으로 건강한 성인이라면 하루에 한두 잔 정도 마시는 것이 크게 문제가 되지 않습니다.

커피를 마시면 속이 쓰린 이유

카페인은 위를 자극한다고 알려져 있습니다. 그러나 커피 마시는 사람

중에서도 속이 쓰린 사람이 있고 아닌 사람이 있습니다. 개인차가 있기 때문입니다. 일반적으로 위 점막이 상해 있는 경우에 속이 쓰립니다. 상한 부위에 카페인이 자극이 되기 때문입니다.

즉, 커피 때문에 속이 쓰린 것이 아니라 위의 점막이 상해 있기 때문에 속이 쓰린 것입니다. 위 점막을 보호하거나 재생시켜주면 금방 해결됩니다. 커피가 '위'를 망가트리는 게 아니라, '망가진 위'를 더 망가지게 하는 것입니다.

믹스커피를 마시면 뼈가 삭는다는 말도 있습니다. 그러나 '뼈가 삭는다'는 것은 믹스커피만의 문제가 아닙니다. 아메리카노를 포함한 어떤 커피를 마셔도 그런 경우는 있을 수 있습니다. 커피 속의 카페인 자체의 문제로 그런 말이 나온 것이기 때문입니다.

TIP - 커피와 골다공증

커피의 카페인이 골다공증을 유발할 수 있다고 합니다. 200ml 커피를 3잔 이상 마시면 칼슘을 손실시켜 골다공증이 심해집니다. 그러나 적게 마시면 오히려 뼈의 강도를 높인다고 합니다.

아메리카노가 도움이 되는 경우

커피도 때에 따라서는 몸에 도움을 줄 수 있습니다.

첫 번째, 기립성 저혈압을 겪는 사람들에게는 도움이 될 수 있습니다. 앉았다가 일어나면 어지러운 경우, 이런 것을 기립성 저혈압이라고 합니다. 앉아 있게 되면 피가 아래쪽으로 쏠리게 됩니다. 이때 갑자기 일어서면 혈액도 머리 위로 싹 올라와줘야 되는데 그러지 못하는 경우입니다. 몸만 올라오고 혈액이 올라오지 못하는 것입니다. 이런 경우에 하루에 1~2잔 정도 커피를 마시게 되면 아주 큰 도움을 받으실 수 있습니다. 평상시에 혈압이 낮은 사람들도 도움이 될 수가 있습니다. 혈액이 잘 순환되지 않아서 생기는 두통, 어지럼증에도 마찬가지입니다.

카페인은 신진대사를 촉진하여 심박동수를 높여주기 때문입니다. 일시적으로 압력을 높여주므로 저혈압으로 인해서 혈액순환이 안 되거나 산소 공급이 안 되는 상황을 막아주는 데 도움이 될 수 있습니다.

두 번째, 갱년기 이후 골다공증입니다. 이런 경우에도 커피 1~2잔이 큰 도움이 될 수 있습니다. 흔히 커피는 칼슘의 흡수를 방해하기 때문에 뼈 건강에 좋지 않다고 알려져 있습니다. 이것은 사실입니다. 그러나 특정한 경우에는 예외가 됩니다. 바로 갱년기입니다. 갱년기 이후에는 여성 호르몬의 분비가 급격하게 줄어듦으로 칼슘 흡수가 잘 되지 않습니다. 원래 흡수가 잘 되지 않는 상태이기 때문에 커피 1~2잔이 뼈에 영향을 줄 정도는 못 됩니다. 오히려 1~2잔 정도의 커피를 마시면 신진대사를 촉진하여 뼈 건강에 도움이 되는 경우가 있다고 합니다.

세 번째, 가족력이 있는 간암의 예방입니다. 커피가 간암을 예방한다는 것은 여러 매스컴을 통해서도 많이 알려진 사실입니다. 이미 의학적으로도 검증이 되어져 있는 상태입니다. 커피 안에 들어 있는 폴리페놀 성분들이 강력한 항산화 작용을 하여 간세포가 망가지는 것들을 원초적으로 막아주는 역할을 한다고 합니다. 특별히 가족력이 있는 경우라면 간암을 예방하기 위해서 커피를 적극적으로 권장합니다.

이와 관련하여 기왕 커피를 마실 거라면 신맛이 강한 커피를 먹는 것을 권장합니다. 원두의 종류나 로스팅, 추출법에 따라서 신맛이 더 강하게 나타날 수 있습니다. 신맛은 간장하고 연관되어져 있기 때문입니다. 그래서 신맛이 들어가게 되면 간 기능이 활성화되므로 독소 배출을 하는 데도 굉장히 큰 도움이 될 수가 있습니다.

TIP -카페에서 파는 모든 커피가 해당될까?

모든 커피는 한 가지입니다. 에스프레소를 어떻게 믹스하느냐에 따라 우리가 아는 카페라떼, 카페모카, 카푸치노 등 다양한 커피가 되는 것입니다. 앞에서 이야기한 '커피'는 아메리카노를 이야기합니다. 기타 다른 첨가물들이 들어가는 경우, 도움이 될 수도 있고 아니면 도움이 안 될 수도 있습니다. 간단한 예를 들자면 카페오레에는 지방이 굉장히 많이 들어갑니다. 그럴 경우에는 지방대사가 일어나는 간에 도움이 되지 않을 수 있습니다.

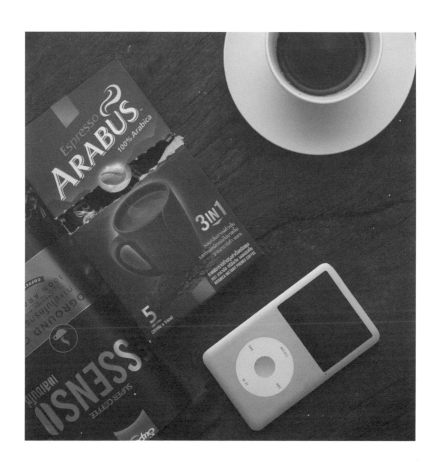

02

유독 추위를 많이 탄다면?

●
●
●

더위보다 추위를 더 많이 타는 사람들이 있습니다. 한겨울에는 남들보다 몇 배씩 껴입고, 여름에도 에어컨 바람이 조금만 세도 달달 떨리는 사람들입니다. 건강에 문제가 있어서 그런가 걱정하지 않을 수 없습니다.

추위를 많이 타는 체질

체질적으로 몸에 열이 많은 사람이 있고, 그렇지 않은 사람이 있습니다. 이것을 설명할 수 있는 이론 중 하나가 사상체질입니다. 소음인들은 유독 추위를 많이 탑니다. 소음인은 혈액순환이 잘 안 되고 소화 기능이 약한 체질입니다. 몸을 따뜻하게 하고, 따뜻하게 먹고, 따뜻한 곳에서 생활해야 한다고 합니다. 그래서 온천이나 뜨끈한 탕에서의 전신욕을 하면 좋습니다.

소음인은 신장이 크다고 합니다. 크기가 아니라 기운이 크다는 것을 의미합니다. 신장은 찬 것을 좋아하지 않습니다. '여자들은 찬 데 앉으면 안 된다.'는 말이 있습니다. 냉기는 신장으로 올라가는데 신장은 생식기를 주관합니다. 여성의 경우 생리주기, 출산 등에 영향을 미치기 때문에 예부터 특히 여성은 찬 기운을 조심하라는 말이 내려왔다고 할 수 있겠습니다.

TIP - 사상체질

이제마가 『동의수세보원』에 기록한 내용으로 한의학 이론 중 하나입니다. 사람의 체질을 폐대간소(肺大肝小) 태양인(太陽人), 간대폐소(肝大肺小) 태음인(太陰人), 비대신소(脾大腎小) 소양인(少陽人), 신대비소(腎大脾小) 소음인(少陰人)의 4가지로 구분합니다. 체질별로 장기의 대소(大小), 마음, 성향, 재능, 기운, 얼굴 등이 다르게 나타난다고 하며 그 특성에 따라 생리, 병리, 진단, 치료가 다르다고 합니다.

근육이 없으면 추위를 탄다?

체질적인 이유 외에 추위를 타는 첫 번째 이유로 가장 많이 꼽는 것이 적은 근육량입니다. 근육이 많으면 기초대사량이 높아져서 에너지를 많이 태우니 추위를 덜 탈 것이라는 논리인데, 이것은 잘못된 정보입니다. 무엇보다 근육이 많다고 해서 기초대사량이 높아지는 건 아닙니다. 기초대사량은 오히려 체질처럼 타고나는 부분이 큽니다.

'추위를 타는가?'는 근육량보다는 오히려 지방량과 관계가 있습니다. 지방이 적은 사람일수록 추위를 많이 타는 경향이 있습니다. 지방이 우리 몸에서 보온 역할을 하기 때문입니다. 여기서 보온이란 차가운 것을 따뜻하게 해주는 일이 아닙니다. 따뜻한 것을 따뜻하게 유지하는 것, 반대로 차가운 것을 차갑게 유지하는 것도 포함입니다. 이러한 보온 작용을 하는 게 바로 지방이기 때문에 적절하게 지방이 있어야 추위를 덜 타게 됩니다.

갑상선 기능이 떨어지면 추위를 탄다

추위를 많이 타는 두 번째 이유는 갑상선기능저하증 때문입니다. 갑상선에서 나오는 호르몬은 우리 몸에서 대사를 주관하는 역할을 합니다. 그런데 갑상선 기능이 떨어져 호르몬에 문제가 생기면 대사가 떨어지고, 그러면 에너지 생산량 자체가 떨어지기 때문에 더욱 추위를 많이 타게 되는 것입니다.

TIP - 갑상선

갑상선은 목 앞부분에 있는 내분비 기관입니다. 이곳에서 만들어지는 갑상선호르몬은 몸의 대사를 조절합니다. 이런 갑상선의 기능에 문제가 생기는 것을 갑상선기능항진증 혹은 저하증이라고 합니다. 조금만 먹어도 살이 찌는 게 바로 갑상선기능저하증의 가장 대표적인 증상입니다. 대사가 일어나지 않기 때문에 자꾸 우리 몸에 쌓여서 살이 찌는 현상이 일어나는 것입니다.

우울하면 춥다

우울증이 있는 사람도 추위를 유독 많이 탈 수 있습니다. 우울증은 세로토닌이라는 호르몬 분비가 급격하게 줄어들면서 오는데, 세로토닌 호르몬이 부족하면 나타나는 증상 중 하나가 대사가 원활하게 일어나지 않는 것입니다. 대사가 원활하지 않으면 추위를 많이 타게 됩니다.

행복 호르몬이라고도 불립니다. 행복의 감정을 느끼게 해주는 호르몬이기 때문입니다. 기분을 조절하며 식욕, 수면, 기억력, 학습 등과 관련된 기능에도 관여합니다. 공격성과 사회성 등의 심리 기능이 적절히 기능하도록 통제하는 역할도 합니다. 세로토닌이 잘 발달된 사람이라면 평상심을 유지하고 행복감을 지속시킬 수 있습니다.

반면 세로토닌의 양이 부족하면 우울증, 불안증이 생깁니다. 대부분의 항우울제는 세로토닌 재흡수억제제로, 세로토닌 과다 흡수를 방지해 세로토닌 농도를 증가시키는 것입니다.

영양 결핍이어도 춥고, 비만이어도 춥다

영양이 결핍되어도 추위를 많이 타게 됩니다. 배가 고플수록 더 춥게 느껴지는 이유입니다. 영양이 부족하면 대사가 원활하게 일어나지 않아서 몸에서 열을 내는 에너지가 감소하기 때문입니다.

그런데 반대로 너무 비만해져도 추위를 많이 타게 됩니다. 비만하면 혈액순환이 잘 되지 않기 때문에 체온이 떨어지는 현상이 일어날 수 있습니다. 또한 비만하면 기초대사량이 감소하여 체온 유지에 어려움을 겪을 수 있습니다.

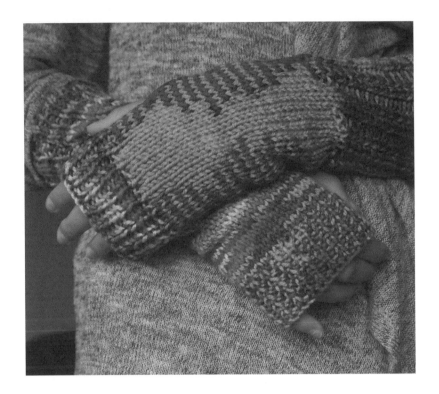

체온이 떨어졌다는 것을 알 수 있는 법

체온계 없이도 체온이 떨어졌다는 것을 알 수 있는 여러 가지 방법들이 있습니다. 그중에 첫 번째는 바로 눈물이 나는 경우입니다. 특별히 감정이 격해졌거나 하품을 하는 등의 일이 없는데도 눈물이 난다면 체온이 떨어졌다는 것입니다. 이런 상황은 겨울철일수록, 나이가 많을수록 나타날 수 있습니다.

노인들이 손수건을 가지고 다니면서 가끔 눈물 훔치는 것을 본 적이 있을 것입니다. 노화가 진행될수록 에너지 대사가 원활하게 일어나지 않아서 체온이 떨어지므로 눈물이 납니다.

식은땀이 났을 때에도 체온이 떨어졌다는 것들을 감지할 수 있습니다. 체온이 떨어지면 면역력이 2배 이상 떨어진다는 연구 결과도 있습니다. 면역력이 떨어지면 식은땀, 어지럼증 등의 증상이 나타날 수 있습니다. 게다가 이렇게 땀이 나면 또 체온이 더 떨어집니다.

발에 동상이 자주 생기는 사람이라면 발에 땀이 많을 확률이 높은 이유가 이것입니다.

신장과 위 기능이 안 좋으면 체온이 떨어진다

혀가 유독 빨개졌거나 두꺼워졌다고 느껴지면 체온이 떨어져 있음을 알 수 있습니다. 열기를 옮겨주는 신장이 혀하고도 연결되어 있기 때문입니다.

신장 기능 장애는 종종 체온 조절 문제를 동반하는데, 계속해서 추위를 느끼게 됩니다. 계속해서 추위가 느껴지는 것은 신장 문제의 가장 빠른 징후 중 하나입니다.

유독 손과 발이 찬 사람이 있습니다. 일명 수족냉증입니다. 혈액순환이 안 되어서 나타나는 경우도 있지만 그런 경우보다는 위가 차가운 사람에게 나타나는 경우가 훨씬 많습니다. 아무리 노력해도 손발이 따뜻해지지 않는 이유는, 근본적인 원인이 손과 발에 있는 게 아니라 바로 위에 있기 때문입니다.

수족냉증이 있는 사람들은 배도 차갑습니다. 위장 기능이 저하되어 소화가 잘 되지 않으면 배가 차가워지고 손발도 차가워지는 것입니다. 그러므로 배를 따뜻하게 해 위장에 열이 생기면 손발은 저절로 따뜻해질 수 있습니다. 손발을 따뜻하게 하기보다는 속을 따뜻하게 해주는 생강 등의 음식을 먹거나 소화 기능을 촉진시켜주면 됩니다.

추위 탄다면 꼭 먹어야 할 음식

첫째, 몸속에서 열을 만들어내는 음식을 먹는 것이 도움이 됩니다. 가장 대표적인 게 고기입니다. 고기를 먹으면 실제로 체온이 높아진다는 연구 결과가 있습니다. 고기는 소화하기가 힘들기 때문에 더 많은 에너지 대사가 일어나기 때문입니다.

둘째, 열 자체를 가지고 있는 음식을 먹는 것입니다. 매운 음식을 들 수가 있는데요. 매운 음식을 먹으면 체온이 올라갑니다. 또한 열을 가지고 있는 재료들을 챙겨 먹을 수 있습니다. 계피, 생강, 부추 등의 재료들은 자체에 열을 가지고 있어서 체내에 들어오면 에너지 대사를 촉진하고 열을 만들어냅니다. 인삼이나 홍삼도 몸에서 열을 만들어내는 가장 대표적인 식품입니다.

03

전기장판에 대한 모든 것

여러분은 겨울에 난방을 어떻게 하고 있나요?

전기장판이나 온열매트를 사용하나요?

어떻게 사용하고 있나요?

따뜻한 겨울을 위한 온열기구 사용에 대해 알아봅시다.

전자파 없는 온열기구는 없을까?

전기매트 같은 온열기구를 사용하는 사람들이 가장 크게 걱정하는 부분이 바로 전자파입니다. 처음에 전기장판이 나왔고, 그 다음에는 전기요, 난방이 되는 돌침대도 나오고 있습니다. 조합자극기라는 제품도 있습니다. 최근에는 더 안전한 온열기구로 온수매트까지 나왔습니다.

그러나 온수매트라고 하더라도 전자제품에서는 전부 전자파가 나올 수밖에 없습니다. 온수가 돌고 있는 파이프 안에는 전자파가 없다 해도 그 물을 데워주는 장치 안에서는 전자파가 반드시 나옵니다.

TIP - 전자제품의 전자파들

전기자기파를 줄여서 전자파라고 부릅니다. 전기로 사용하는 제품에서는 전자파가 방출되지만, 사용 거리에 따라 최대 노출이 6~7배 차이가 난다고 합니다. 2020년 과학기술정보통신부에 따르면 가습기, 식기세척기, 전열제품 등 생활제품 13종에 대한 전자파 측정 결과 모든 제품이 인체보호기준을 충족했다고 합니다. 전자파 총노출지수가 100%를 넘으면 위험하다고 할 때 대부분의 제품이 1~2% 수준이었습니다. 단, 열선에 흐르는 전류로 열을 발생시키거나 음식을 가열하는 제품은 상대적으로 전자파 발생량이 다소 높다고 합니다.

전기장판 똑똑하게 고르는 법 ① 전자파

정부에서는 'EMF 인증을 받은 제품을 써라'라고 이야기합니다. EMF 인증이란 '전자기장 환경인증'입니다. 제품별 측정거리 기준은 다르지만 전기장 10V/m 이하, 자기장 2mG 이하가 기준입니다.

전자파를 차단하기 위해서 차폐원단을 많이 사용합니다. 전자파를 산란시켜서 그 강도가 약해지게끔 유도하는 원단입니다. 주로 숯이 많이 들어가 있습니다. 임산부들이 입는 앞치마, 컴퓨터 등의 전자기기를 사용할 때 입는 앞치마에도 많이 사용됩니다. 최근에는 전기장판, 전기매트 등에도 이런 원단들을 사용하기 때문에 특별히 전자파 걱정은 하지 않아도 됩니다. 그러나 너무 저렴한 제품들은 차폐원단들을 사용하지 않는 경우가 있기 때문에 꼭 EMF 인증을 받은 제품인지를 확인하기 바랍니다.

전기장판 똑똑하게 고르는 법 ② 라돈

두 번째로 이슈가 되는 게 바로 라돈입니다. 2018년 한 브랜드의 침대에서 라돈이 기준치 이상으로 검출되어 파장을 일으킨 적이 있습니다. 2

차에 걸친 조사 끝에 라돈 피폭량이 기준치의 9.35배까지 초과한 것으로 나타났습니다.

라돈은 음이온을 방생시키는 모자나이트라는 성분에서 방출되는 방사성 기체입니다. 과거에는 방사선을 이용한 치료 등에 라돈을 이용하였지만 현재는 위험성 때문에 이용하지 않습니다. 미국 환경보호국(EPA)에서는 폐암의 원인 중 하나로 경고합니다.

공기 중 라돈 노출 농도가 낮을수록 암 발생 위험은 낮아진다고 합니다. 라돈은 공기 중으로 방사되기 때문에 환기를 하는 게 굉장히 중요합니다. 무거운 기체이므로 온 집 안의 문과 창문을 활짝 열고 공기가 퍼져 나가도록 해야 합니다. 또한 공기 중의 라돈은 쉽게 측정 가능하기 때문에 측정기를 써도 좋습니다.

전기장판 똑똑하게 고르는 법 ③ 항균, 탈취, 과열 및 과전류 방지

온열기구를 사용하다 보면 땀을 흘릴 수 있습니다. 인체에 직접 닿도록 쓰는 것이므로 땀으로 인한 세균 번식이 일어날 수 있습니다. 같은 이유로 냄새도 날 수 있으므로 항균 처리가 잘 되어 있는지, 탈취 기능이 있는지 확인하고 선택하는 게 중요합니다.

또한 자동으로 온도 조절이 되어 과열 방지가 잘되는지 그리고 과전류
가 흐르지 않도록 차단될 수 있는지 체크해보고 제품을 선택하세요. 과
열 방지는 화상 혹은 저온화상의 위험을 방지하기 위해 필요하며, 과전
류 방지는 혹시 모를 화재의 위험성을 줄이기 위해 반드시 필요합니다.

온도를 많이 올려서 써도 괜찮을까? : 저온화상

겨울철에 매트 온도를 엄청 높게 하고 자는 사람도 있습니다. 몸이 차
가운 사람이라면 온도를 많이 높여서 사용하는 것도 큰 문제는 되지 않
습니다. 그러나 저온화상을 주의해야 합니다. 낮은 온도에서 입는 화상
이며 심하면 사망에까지 이를 수 있습니다. 겨울철에 전기매트에 아이를
눕혀 놓고 재웠는데, 저온화상으로 아이가 사망했던 사건이 있습니다.

온도가 80도, 100도로 높지 않아도 약 40도가 넘어가면 단백질에 변화
가 일어날 수가 있습니다. 이런 온도에 오래 노출되면 피부나 내장도 변
화가 일어납니다. 즉, '익을' 수 있는 것입니다. 저온화상은 대부분 어린
아이들에게서 많이 나타나는데, 그 이유는 몸을 뒤집지 못하기 때문입니

다. 운신에 불편함이 없는 건강한 성인이라면 걱정하지 않아도 됩니다.

또한 체질에 따라서 몸이 차가운 사람은 좀 높게 하고, 또 몸에 열이 있으면 좀 낮게 해도 상관은 없습니다. 그러나 너무 높은 온도에서 자면 근육이 너무 많이 이완되어서 아침에 눈이 잘 떠지지 않게 된다거나 몸이 축 늘어지는 현상도 일어날 수가 있으니 주의는 필요합니다.

우리가 온열매트를 써야 하는 이유

첫 번째, 열을 가해주기 때문에 우리 몸이 이완될 수 있습니다. 대부분 잠을 자기 위해서 온열매트를 사용하는데, 근육이 긴장되어 있는 상태에서는 숙면을 취하기가 어렵습니다. 그렇기 때문에 숙면을 취하는 데 굉장히 큰 도움이 될 수가 있습니다.

두 번째, 집 안의 공기 순환을 돕습니다. 공기가 머물러 있으면 질환이 생기기가 쉽습니다. 그래서 집 안 공기로 순환하도록 하는 것이 좋습니다. 뜨거운 것은 자연스럽게 위로 올라가고, 차가운 것은 자연스럽게 밑으로 내려옵니다. 이러한 현상을 대류 현상이라고 얘기합니다. 그런데 요즘 집들은 너무 난방이 잘되어 있다 보니 공기가 온통 따뜻해서 순환이 잘 일어나지 않습니다. 실내 난방을 낮추고 온열매트를 사용하면 자연스럽게 밑이 따뜻해지고 위는 차가워지기 때문에 순환을 유도해낼 수가 있습니다.

세 번째, 습도 조절에도 도움이 됩니다. 겨울철은 건조할 수밖에 없는 계절입니다. 그런데 실내 온도가 높을수록 더욱 건조해집니다. 이때 온열매트를 사용하기 위해 난방을 줄이면 실내 온도가 내려가고, 그러면 실내가 건조해지지 않게 됩니다.

네 번째, 겨울철 난방비를 절약할 수 있습니다. 집집마다 다르겠지만 4인 가족 기준으로 보통 한 달 정도 도시가스세는 20여만 원 정도 나옵니다. 그런데 온열매트를 사용하게 되면 훨씬 더 저렴하게 난방을 할 수 있습니다.

다섯 번째, 다른 난방기구에 비해 친환경 제품으로 사용될 수 있습니다. 요즘 이산화탄소가 과잉으로 배출되고 미세먼지가 많아지면서 지구가 점점 병들어가고 있습니다. 그 주범 중에 하나가 바로 난방기구입니다. 그런데 온열매트를 사용하게 되면 이산화탄소 배출은 하나도 나타나지 않습니다.

미세먼지도 마찬가지입니다. 이렇게 온열매트 사용은 지구를 살리는 데도 큰 도움이 될 수가 있기 때문에 저는 개인적으로 겨울철에 온열매트 사용하는 것을 적극적으로 권장해드리고 있습니다.

TIP - 전이기능이 있는 온열매트

우리 몸에도 전류가 흐릅니다. 전류를 통해서 혈액이 돌기도 하고 신경이 전달되기도 합니다. 그런데 우리 몸에 전류가 잘 흐르지 않아서 혈액도 기(氣)도 잘 돌지 않는 경우가 발생할 수가 있습니다. 이런 경우 외부에서 인위적으로 전이차를 이용해서 혈액순환이 잘될 수 있도록 유도해줄 수 있습니다. 이런 기능을 전이기능이라고 합니다.

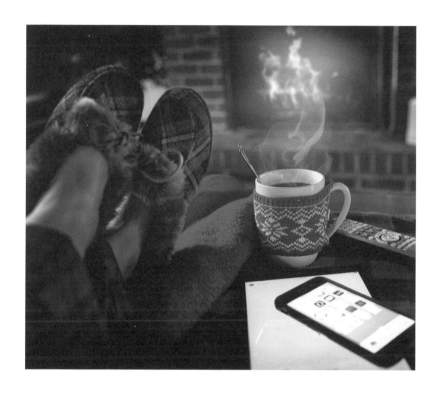

04

욕실에 두면 안 되는 용품!

⋮

생활 공간 중에서 위생 관리를 가장 기본적으로, 철저하게 해야 하는 곳은 바로 욕실입니다.

여러분은 욕실 관리를 어떻게 하고 있나요?

욕실에 두면 안 되는 욕실용품 ① 칫솔

첫 번째는 칫솔입니다. 칫솔에도 굉장히 많은 세균이 번식하고 있습니다. 요즘은 많은 가정에서 칫솔 살균기를 사용합니다. 그러나 사실 칫솔을 약 2개월 정도에 한 번씩만 바꿔주고 바깥에 보관하기만 한다면 굳이 살균기가 없어도 괜찮습니다.

욕실에 두면 안 되는 욕실용품 ② 면도기

면도기는 날 면도기와 전기 면도기가 있습니다. 둘 다 욕실에 두면 안 됩니다. 면도기도 굉장히 세균 번식이 잘 되는 대표적인 물건입니다. 털만 제거한다면 크게 문제가 되지 않겠지만, 각질까지 함께 묻게 되어 세균이 살기 좋은 환경이 될 수밖에 없습니다.

날 면도기는 물로만 헹구면 안 됩니다. 칫솔 같은 부드러운 솔로 낱낱이 잘 닦은 후에 충분히 건조하고 욕실 바깥에 보관하는 것이 가장 안전하고 좋은 방법입니다. 전기 면도기도 최소 3일에 한 번 정도는 청소를 깨끗하게 하고 건조시켜서 세균이 번식하지 않도록 관리를 하는 게 굉장히 중요합니다. 세균이 번식한 면도기로 면도를 하다가 상처가 나는 경우 감염의 우려가 있기 때문에 특별히 주의가 필요합니다.

욕실에 두면 안 되는 욕실용품 ③ 욕실 청소 용품

욕실 청소 용품들은 욕실에 두면 안 됩니다. 변기를 청소하는 변기 솔에 굉장히 많은 세균이 번식할 수 있기 때문에 청소가 끝나고 나서는 충분히 헹구고 햇볕에 말린 후에 바깥에 둬야 합니다. 변기 솔뿐만 아니라 욕실 닦는 수세미도 마찬가지입니다.

욕실에 두면 안 되는 욕실용품 ④ 생리대

생리대는 비닐로 겉포장, 낱포장이 되어 있다 하더라도 습기에 약하기에 특별한 관리가 필요합니다. 욕실은 곰팡이가 서식하기에 좋은 환경이기 때문에 생리대에도 곰팡이가 생길 수 있습니다. 눈으로 겉을 봤을 때는 아무런 문제가 없어서 사용해도 괜찮다고 생각할지 모르지만 안쪽을 뜯어보면 곰팡이균이 자라고 있는 경우도 많습니다.

욕실에 두면 안 되는 욕실용품 ⑤ 의약품

'누가 욕실에다가 약을 두고 써?'라고 할지도 모릅니다. 하지만 욕실장에 약을 두고 꺼내먹는 경우도 있습니다. 사실 우리나라보다는 외국에서 흔한 일입니다. 그러나 의약품은 습기에 굉장히 취약한 물품입니다. 변질이 될 수 있고, 약 성분에 따라서는 약효가 떨어지는 경우도 발생할 수 있습니다.

또 위험한 경우에는 독성이 만들어지기도 하므로 조심해야 합니다.

욕실에 두면 안 되는 욕실용품 ⑥ 고무 성분의 물건

마지막으로 고무 성분이 입혀져 있는 물품을 욕실에 두는 것은 피해야 합니다. 고무로 된 손잡이의 면도기를 욕실에 오래 뒀더니 끈적끈적해지는 경우를 겪어봤나요? 샴푸, 린스, 바디 로션 등에는 유기성분이 들어 있습니다. 유기성분이 휘발되면서 발생하는 가스는 고무를 녹이는 성질이 있습니다.

욕실은 환기가 잘 되지 않는 공간이기 때문에 유기가스가 고여 있을 가능성이 있습니다. 때문에 가능한 고무 성분의 제품은 욕실에 두지 않는 것이 제품을 보호할 수 있는 방법 중 하나일 것입니다.

그러나 가장 좋은 방법은 유기가스가 고여 있지 않도록 욕실의 환기를 자주 시키는 것입니다. 욕실은 샤워, 목욕 등으로 수증기가 발생하므로 환기를 잘 하지 않으면 곰팡이가 피거나 냄새가 나는 등 욕실 환경이 악화될 수 있습니다.

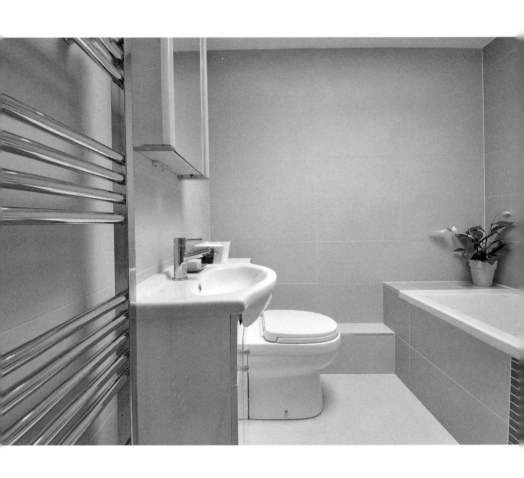

욕실 습도 관리는 필수!

가장 중요한 관리 요소는 습도입니다. 목욕이나 샤워 후 반드시 환풍기를 틀어서 외부의 공기를 유입해 습기를 날려버려야 합니다. 냄새가 나거나 보기 좋지 않다는 이유로 문을 닫기도 하는데, 평상시에 욕실의 문은 꼭 열어둬야 합니다. 욕실을 사용하지 않을 때는 늘 열어놓고 습도 조절을 해야 합니다. 가능하다면 건식 욕실로 활용하는 것도 적극적으로 추천해드립니다. 일주일에 한 번 정도는 욕실을 전체적으로 청소를 해주는 것도 굉장히 큰 도움이 됩니다.

샤워기에 번식하는 비결핵성항산균?

비결핵성항산균이 샤워기 헤드에 증식하고 있어서 폐 질환을 일으킬 가능성이 높다고 알려져 있습니다. '비결핵성항산균'이 무엇일까요?

'항산균'은 미코박테리움에 속해 있는 균을 이야기합니다. 결핵균, 비결핵질환균, 나병균으로 분류합니다. 비결핵성은 '결핵성이 아니다'라는 뜻입니다. 즉 결핵균이 아닌 비결핵균이라는 뜻입니다. 병원성은 높지 않습니다. 병을 일으키는 성질이 낮다는 의미입니다. 대신 체외에서 잘 번식할 수 있습니다. 샤워기 같은 데에서도 얼마든지 증식이 가능하기 때문에 주의가 필요합니다.

비결핵성항산균은 호흡기에 염증성 질환을 일으킬 수 있습니다. 병원성은 낮기 때문에 일반인들에게 크게 문제가 되지는 않습니다. 하지만 면역이 떨어진 사람들, 노인들, 아이들 등의 경우에는 문제를 일으킬 수 있기도 합니다.

면역력이 떨어지면 기관지 확장증, 폐쇄성 폐 질환 등 여러 가지 폐 질환을 일으킬 확률이 굉장히 높아질 수 있습니다. 이러한 질환들은 크게 걱정할 만큼 위험한 질환들이 아니고 완치가 가능한 질환이지만 재발률이 무척 높기 때문에 관리가 굉장히 중요합니다. 치료하기 위해서 사용되는 약들도 독하기 때문에 위나 간장에 큰 부담을 줄 수 있으므로 주의가 필요합니다.

TIP - 결핵성 질환

원래 결핵균은 햇볕에 노출되면 1분이 채 되지 않아서 사멸될 정도로 굉장히 약한 균입니다. 그런데 이것들이 몸에 들어오면 항생제를 집어넣어도 잘 죽지 않는 병원성이 굉장히 높은 균으로 바뀝니다. 이렇게 고질병이 될 수 있는 게 바로 결핵성 질환입니다.

샤워기 헤드 관리법

가장 효과적이고 좋은 방법은 2개월에 한 번쯤 샤워기 헤드와 줄을 다 교체하는 것입니다. 겉보기에는 멀쩡해서 교체하기 아깝다면 청소를 하면 됩니다. 먼저 샤워기가 잠길 만한 양동이나 큰 비닐봉지를 준비합니다. 베이킹소다를 한 움큼 집어넣습니다. 그리고 약 2시간 정도 불립니다. 이렇게만 해도 샤워기 안에 있는 물때가 거의 다 제거됩니다. 좀 더 안전하고 확실하게 하기 위해서는 식초를 붓습니다. 거품이 일어나면서 세정 작용과 살균 작용을 하게 됩니다. 그리고 맑은 물로 여러 번 헹구어 내면 됩니다.

TIP - 뜨거운 물 틀어놓으면 샤워기 소독이 될까?

안 됩니다. 살균이 되려면 100℃의 물이 되어야 합니다. 샤워기의 뜨거운 물을 아무리 뜨겁게 틀어도 온도는 50℃에서 높아야 한 65℃ 정도까지밖에 올라가지 않습니다. 비결핵성항산균, 비정형결핵균은 이 정도의 온도로는 죽지 않습니다.

05

주방에 두면 안 되는 용품!

●
●
●

음식을 먹는데 어떻게 중금속이 우리 몸에 들어오는지 이해가 안 된다는 사람들도 있습니다. 그러나 중금속에 대한 위험이 생각보다 가까이 있습니다. 바로 음식물을 조리하는 조리기구입니다.

코팅 제품은 3~4년마다 교체!

가장 대표적인 게 코팅 프라이팬, 전기밥솥의 내열솥입니다. 코팅 프라이팬이나 밥솥에 수명이 있다는 사실 알고 있나요? 적어도 3년에서 4

년에는 한 번 바꿔주는 것을 권장합니다. 코팅이 벗겨져 있는 것은 그 기능을 잃어버렸다는 것입니다. 코팅 자체는 우리 인체에 무해하지만 이것이 벗겨졌을 때는 오히려 유해한 쪽으로 바뀝니다. 심지어는 암을 일으키는 발암물질도 나올 수가 있습니다. 또한 코팅이 벗겨지지 않았더라도 꼭 교체를 해야 됩니다.

알루미늄 제품은 관리에 유의!

양은냄비는 가볍고 전도율이 높아서 빨리 끓기 때문에 음식의 본연의 맛을 잘 유지하면서도 조리가 잘 됩니다. 주 원료는 알루미늄입니다. 알루미늄 자체는 우리 인체에 무해합니다. 조리기구나 의료기기에도 활용되기도 합니다.

그런데 이러한 알루미늄이 녹아서 우리 몸속으로 들어오면 여러 가지 문제를 일으킵니다. 빈혈, 어지럼증, 구토 현상이 일어나는 경우가 있습니다. 특별히 뇌 신경계에 굉장히 많은 영향을 미치는 것으로 알려져 있으며, 치매와도 무관하지 않다는 연구 결과도 있습니다.

양은냄비도 과열을 하거나 염분이 많은 식품들을 조리하면 알루미늄이 녹아 나올 수 있다는 사실을 꼭 기억하기 바랍니다. 가정에서는 양은 냄비보다는 스테인레스 냄비를 이용하는 것을 적극 권장합니다.

또한 쿠킹포일은 알루미늄으로 만들어져서 인체에는 무해한 것으로 많이 알려져 있습니다만 강한 산이나 알칼리에 노출되면 알루미늄이 녹아 나올 수 있습니다. 예들 들어 김치, 단무지, 젓갈, 고추장, 된장 같은 음식에 닿는 경우 시간이 지나면 지날수록 알루미늄이 용출되어서 나올 수 있습니다.

TIP - 쿠킹포일 사용법

쿠킹포일의 한쪽 면은 반짝반짝 빛이 나고 한쪽 면은 그렇지 않습니다. 음식물은 반짝반짝 빛나는 쪽에 닿도록 쓰는 것이 좋습니다. 빛이 난다는 것은 그만큼 표면이 고르다는 뜻으로, 음식물이 배지 않는다는 의미이기 때문입니다.

스테인레스 제품 구매 후 가장 먼저 해야할 일

스테인레스가 반짝거리며 빛이 나는 이유는 아주 고르게 깎아냈기 때문입니다. 이를 위해서 스테인레스에는 연마제, 즉 탄화규소가 쓰입니다. 탄화규소는 다이아몬드 다음으로 딱딱합니다. 연마제로 쓰인 탄화규소는 스테인레스 제품에도 남아 있게 됩니다. 이것이 몸에 들어오면 암을 일으킬 수 있는데, 제거하기가 까다롭고 어렵습니다. 그러나 관련 법안이 없어 업체에서는 이 물질을 제거하고 유통해야 할 의무가 없습니다. 때문에 개인이 처리를 해야 합니다.

탄화규소는 식용유로 닦습니다. 식용유를 붓고 키친타올로 깨끗하게 닦아내기를 3번 정도 반복합니다. 그리고 베이킹소다를 넣은 물에 끓입니다. 끓고 나서 2~3분 정도는 끓게 둔 후에 꺼냅니다. 키친타올에 식초를 묻혀 구석구석 닦아낸 후, 흐르는 물에 세척합니다. 처음 제품을 구입했을 때 한 번만 이렇게 세척하면 되는데, 처음이 아니라 사용 중이라면 의미가 없습니다.

나무나 흙으로 만들어진 제품은 주의!

튀김용 젓가락처럼 나무로 만들어진 조리기구들을 조심해야 합니다. 국자, 수저, 그릇 등 나무로 되어 있는 것들을 친환경적이라고 생각하는 분들이 많습니다. 조리기구 자체는 친환경적일지는 몰라도 나무로 만들어진 조리기구는 물을 흡수합니다. 양념 같은 것들이 배면 세척을 해도 쉽게 닦이지 않습니다. 문제는 세제도 흡수되어서 잘 빠져 나오지 않는 일이 일어닐 수 있습니다. 즉, 아무리 겉을 깨끗하게 닦아도 세균이 번식하기가 굉장히 쉽습니다. 실리콘이 코팅되어 있는 제품, 실리콘으로 만들어진 제품을 사용하길 권장합니다. 타지도 않고 그리고 냄새나 색이 배지 않기 때문에 위생적으로는 좋은 조리기구입니다.

뚝배기 역시 나무로 만든 조리기구처럼 흙으로 만들어져 있기 때문에 국물이나 양념을 흡수할 수 있습니다. 또한 뚝배기는 금이 가거나 깨져 있을 경우에는 사용하지 않아야 합니다. 뚝배기를 만들 때 유약을 발라서 만드는데, 유약 성분 안에는 굉장히 많은 중금속이 들어 있을 수 있습니다. 금이 가거나 또는 벗겨져 있을 경우에는 그곳을 통해서 중금속이 유출될 수가 있습니다.

그러면 나무나 흙으로 만든 조리기구를 안 쓰는 게 좋을까요? 꼭 그렇지는 않습니다. 관리를 특별히 해야 할 뿐입니다. 충분히 물에 담가났다가 세척하고, 세제는 베이킹소다 같은 천연 세제를 권장합니다.

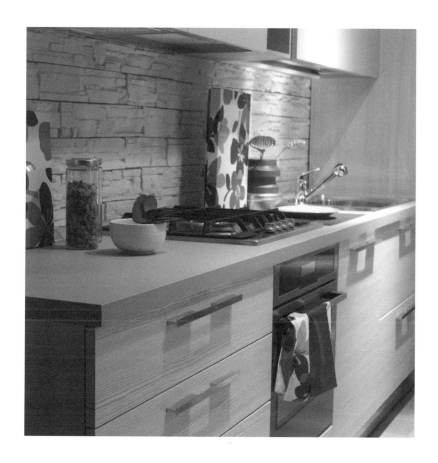

06

잘못 알고 있는 과일 · 채소 세척 방법

∵

과일과 채소 껍질이 몸에 좋은 것은 유명합니다.

그런데 농약 때문에 불안해서 먹을 수 없다는 사람이 많습니다.

농약을 싹 제거할 수 있는 방법이 있을까요?

농약이 우리 몸과 환경에 끼치는 영향

농약은 물론 우리의 필요에 의해서 만들어진 것입니다. 그러나 부정적

인 부분도 분명히 있습니다. 농약 자체가 독이기 때문입니다. 농약이 우

리 몸 안에 들어오면 내부 조직과 장기를 손상시키고 심지어 환경 호르몬과 같은 역할을 해서 호르몬을 교란시키기도 합니다. 대사를 조절하지 못하게 되거나 암을 발생시킬 수도 있습니다.

우리 몸뿐 아니라 환경에도 굉장히 부정적인 영향을 미치는데, 기본적으로 토양과 수질을 망치고 어류, 녹조류, 꿀벌, 지렁이 같은 생물에게 영향을 끼치면서 결과적으로는 생태계를 파괴시키기도 합니다. 연구가 부족했던 과거에는 농약에 의한 문제로 하천과 토양이 오염되고 때로는 생물들이 떼죽음 당하는 일들이 빈번했습니다.

물에 10분 정도 담가두는 것이 정석!

흐르는 물에 씻어야 잘 제거될 것이라는 생각은 지우세요. 실제로는 그렇지 않습니다. 흐르는 물보다는 아예 물속에 약 10분 정도 담가두었다가 씻어내는 것이 훨씬 더 농약 제거에 도움이 됩니다. 농약이 물에 용출되어서 나오는 시간이 필요하기 때문입니다. 식품의약품안전처에서는 물에 5분 동안 담가두고 흐르는 물에 30초 씻기를 권장합니다.

식초나 베이킹소다를 이용하는 방법도 있는데, 실험 결과 물에 담가두었다가 세척하는 것도 비슷한 효과를 보였다고 합니다. 원리적으로 따져 보면 식초나 베이킹소다를 이용하는 게 농약을 제거하는 데는 더 도움이 되는 건 사실입니다만, 잠깐 사용하는 경우 크게 효과가 나타나지 않습니다. 담가둬야 합니다.

TIP - 약간 미지근한 물로 씻어야 싱싱해진다

과일이나 채소를 씻을 때 차가운 물로 씻을까요, 뜨거운 물로 씻을까요? 약간 미지근한 물로 씻는 것이 좋습니다. 숨이 죽거나 오래된 것들도 미지근한 물에 담가놓으면 훨씬 더 싱싱하게 살아납니다. 과일이나 야채의 기공이 순간적으로 열려 수분을 흡수하기 때문이라고 합니다.

과일 세척법 & 채소 세척법

과일과 채소는 다르게 세척해야 합니다. 과일보다 채소가 표면적이 넓기 때문에 훨씬 더 꼼꼼하게 신경을 써야 합니다. 특히 파, 양파, 배추 등은 겉껍질을 충분히 제거한 다음에 세척하는 게 좋습니다.

과일은 표면이 왁스로 코팅이 되어 있는 경우가 많습니다. 문지르면 점점 윤이 나는 것들, 즉 사과, 오렌지, 귤 같은 경우입니다. 왁스는 약간의 기름 성분이기 때문에 물이 침투될 수 없습니다. 자연스럽게 농약을 제거하는 데도 한계가 있을 수밖에 없습니다.

그렇기에 과일의 농약을 제거하려면 먼저 왁스를 제거해야 합니다. 뜨거운 물을 부어서 제거할 수도 있고, 과일 전용 세제를 쓰는 것도 방법입니다. 그 후에 농약을 제거하는데, 꼭지 부분은 좀 더 신경을 쓰는 게 좋습니다. 그냥 물에 담가뒀다가 꺼내먹거나 흐르는 물로 씻기만 하는 것보다는 손이나 부드러운 스펀지로 충분히 닦아주는 것이 좋습니다. 특히 포도 같은 경우에는 알알이 있기 때문에 그 구석구석까지 세척하기가 쉽지가 않으니, 한 송이를 통째로 씻는 것보다 작은 송이로 떼어서 따로 세척을 하는 것도 좋은 방법입니다.

수입 과일들은 특별한 관리가 필요합니다. 왜냐하면 농약만 사용하는 게 아니라 보존제도 사용하고 있기 때문입니다. 특히 바나나 같은 경우에는 껍질을 먹지 않으니까 안심하고 먹어도 된다고 생각하는 사람들이 의외로 많은데, 그렇지 않습니다. 바나나를 만지면서 손에 많이 묻어나므로 주의해야 합니다.

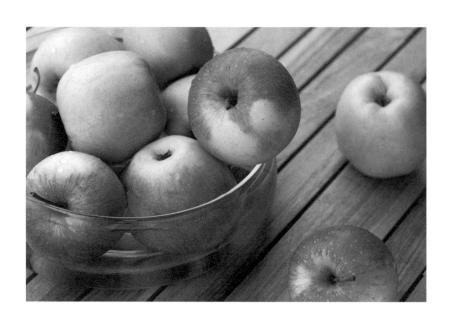

먹기 직전에 씻기

세척을 하려면 먹기 직전에 세척하는 것이 가장 좋습니다. 과일이나 채소에는 보호막이 있습니다. 무분별하게 제거해버리면 금방 변질될 수 있습니다. 미리 세척을 했다면 수분이 많이 들어가지 않도록 신문지나 키친타올로 말아서 냉장 보관하기를 권장합니다.

가장 쉽고도 좋은 방법이 있습니다. 초음파 세척기를 이용하는 것입니다. 다른 세제 등을 넣지 않아도 거의 농약을 제거할 수 있습니다.

'유기농'의 함정

'유기농'은 유기농법으로 재배했다는 의미입니다. 화학비료를 쓰지 않은 것이죠. 농약을 안 친 게 아닙니다. 다만 수확하기 몇 주 전, 몇 개월 전에는 농약을 치지 않는다는 조건이 있을 뿐입니다.

재배할 때는 농약을 칩니다. 엄밀하게 얘기하면 마케팅입니다. 유기농이 훨씬 더 영양소가 풍부할 것이라고 생각하기도 하는데 영양적인 면에서는 큰 차이가 없다고 합니다. 농약을 치지 않은 것은 '무농약'이라고 합니다.

TIP - 유기농/무농약/저농약

유기농은 농약과 화학비료를 전혀 사용하지 않고 키운 농산물, 무농약은 말 그 대로 농약은 전혀 쓰지 않고 화학비료는 권장량의 1/3 이내로 써서 키운 농산물, 저농약 농산물은 농약과 화학비료를 권장량의 절반 이내로 사용하여 키운 농산 물입니다.

07

요요 현상 없는 건강한 다이어트 6단계

:

실질적으로 다이어트에 어떻게 하면 성공할 수 있는지에 대한 이야기입니다.

1단계 : 1일 6식 하라

다이어트에 실패하는 가장 큰 원인 중에 하나는 식욕입니다. 언젠간 다시 많이 먹게 된다는 거죠. 식욕을 어떻게 관리하고 조절할 것인가? 가장 중요한 내용입니다. 다이어트를 하면 대부분 칼로리를 줄이는 것부터 시작을 합니다. 그러면 식욕을 억제하는 데 한계가 생길 수밖에 없습니다. 만족감이 없기 때문에 나중에 이것이 폭식으로 이어질 수가 있습니다. 그러므로 칼로리를 제한할 것이 아니라 위를 줄여야 합니다.

1일 6식을 권장합니다. 반 공기씩 해서 여섯 번입니다. 하루에 세끼 먹는 것을 여섯 번으로 나눠 먹으라는 겁니다. 처음부터 반 공기만 먹으면 배가 고픕니다. 그러므로 밥을 한 숟갈만 적게 먹는 것부터 시작해서 점점 줄여 밥을 반 공기를 먹습니다.

위를 줄이는 기간은 한 달에서 두 달 정도를 두고 하시면 됩니다. 위가 줄면 한 달에 한 1kg, 많이 빠지면 한 2kg 정도 빠질 수 있습니다.

TIP - 위의 크기와 포만감

위는 왼쪽 가슴 갈비뼈 밑에 있습니다. 크기가 대략 손바닥만 합니다. 그런데 위는 2L까지 늘어납니다. 위가 2L까지 늘어나 있는 사람은 그만큼 먹어야 포만감을 느끼고, 위가 손바닥만 한 사람은 그만큼만 먹어도 배가 부르다고 느끼게 됩니다.

2단계, 다이어트 식품 챙겨먹기

다이어트 식품들만 먹는다고 해서 살이 빠진다는 보장, 별로 없습니다. 그러나 그렇다고 전혀 효과가 없는 것은 아닙니다. 그런 것들을 활용하면서 다이어트를 하면 훨씬 더 시너지 효과가 있습니다.

1단계를 꾸준히 하다 보면 하루에 여섯 끼를 다 챙겨 먹기가 어렵습니다. 잘 먹으면 다섯 끼, 보통은 네 끼입니다. 그러면 먹는 양 자체가 줄어들고 위가 줄어드니 살이 좀 빠질 수밖에 없습니다. 그렇게 줄어든 상태에서 2단계로 다이어트 식품들을 같이 챙겨 먹으면 또 나름대로 섭취 칼로리가 점점점 줄어듭니다.

3단계, 운동을 시작하라

보통 운동이라고 하면 크게 두 가지로 나눌 수가 있습니다. 유산소 운동과 무산소 운동입니다. 지방을 빼기 위해서 유산소 운동을 해야 합니다. 지방을 빼기 위해서는 길게 운동을 해야 됩니다. 왜냐하면 탄수화물, 단백질이 타고 난 후에 지방이 타기 때문입니다. 2시간에서 많게는 5시간 이상 운동을 해야 합니다. 매일 운동을 이렇게 길게 할 수 있을까요?

식단 조절과 운동을 무리하게 병행하지 마세요. 운동은 일주일에 한두 번만 권해드립니다. 한 번으로도 충분합니다. 처음에는 30분부터 시작해서 점점 늘려서 2시간 넘도록 운동을 하기를 권상합니다. 그런 운동은 일주일에 한 번이면 충분합니다.

4단계 : 치킨, 삼겹살이 먹고 싶을 때는, 먹어라! 조금씩!

자기 스스로 '아, 좀 빠진 것 같아.'라는 느낌이 들려면 최소 3kg 이상이 빠져야 합니다. 남들이 봤을 때 '오, 너 살 좀 빠진 것 같아!' 이런 얘기를 들으려면 최소 5kg 이상이 빠져야 합니다. 이렇게 3개월 정도 지나면 자기 만족감이 생겨서 더 열심히 하게 됩니다.

그러나 본능을 억누르고만 있으면 나중에 튀어 올라옵니다. 그러면 폭식을 하게 됩니다. 이것을 바운딩 효과라고 합니다. 요요하고 똑같은 개념입니다. 뇌에 대해서 보상을 해주지 않으면 폭발할 수밖에 없습니다. 뇌를 속이는 작업을 반드시 해야 됩니다. 그게 보통 3개월 지나서 4개월째 나타나기 시작합니다.

살이 좀 빠질 때쯤 되면 치킨, 삼겹살 같은 것이 먹고 싶어집니다. 먹어야 할까요, 말아야 할까요? 만족감은 뇌에서 느끼기 때문에 뇌를 속이는 현상을 만들어내야 합니다.

먹어야 합니다. 먹긴 먹되 한쪽, 반쪽만 먹습니다. 통닭을 2마리 먹는 게 아니라 한두 조각만 먹습니다. 삼겹살도 3점만 먹습니다. 거기까지만 먹고 참아야 합니다. 또 다시 먹고 싶은 생각이 들면 다음 날 또 그렇게 먹습니다. 이렇게 3~4일 정도 지나면 뇌는 '매일 고기를 먹었다'고 느낍니다. 그러면 고기 먹고 싶은 생각이 들지 않게 됩니다. 조금씩 조금씩 나눠서 먹으면 됩니다.

5단계 : 근력 운동

근력 운동을 하는 목적은 살을 빼는 게 아니라 몸매를 만드는 것입니다. 이런 근력 운동은 짧게 합니다. 역기를 들고 2시간 동안 서 있는 사람은 없습니다. 올렸다 내렸다를 반복합니다. 대신 자주 해야 합니다. 우락부락한 근육을 만드는 게 목적이 아니라면 한 번에 100개, 200개씩 할 필요도 없습니다. 5개, 10개도 좋으니 반복해야 합니다.

하체 운동은 계단 오르기를 권장합니다. 계단 오르기는 걷기보다 1.5

배 많은 칼로리를 소비하는 고강도 운동입니다. 평지에서 빨리 달리기 정도의 운동입니다.

또한 엉덩이와 허벅지 근육을 강화할 수 있습니다. 단, 계단을 내려갈 때는 조심해야 합니다. 올라갈 때의 5배 이상의 하중이 무릎에 실립니다. 게다가 무릎뼈와 무릎뼈가 살짝 빠졌다가 부딪히기 때문에 관절의 소모가 더 커질 수 있습니다. 내려올 때는 관절에 무리가 되지 않도록 엘리베이터를 타고 내려오는 게 좋습니다.

6단계 : 근육을 정리하기 위한 마사지

식이조절하고 운동하는 걸로만 다이어트가 끝나는 게 아닙니다. 이 책의 단계별로 6~7개월째 달렸다면 마사지를 받아야 됩니다. 몸 구석구석에 쌓여 있는 근육을 정리하는 게 반드시 필요합니다. 마사지를 받을 때는 이틀 정도 근력 운동은 쉬고 유산소 운동은 꾸준히 합니다.

1단계, 위를 줄여라. 1일 6식 하라.

2단계, 건강기능식품, 다이어트에 도움이 되는 식품을 같이 챙겨 먹어라.

3단계, 운동을 시작하되 유산소 운동을 먼저 시작하라.

4단계, 뇌를 속이기 위해서 보상해줘라.

5단계, 근력 운동, 무산소 운동을 시작하라.

6단계, 마사지로 몸매를 다듬어라.

다이어트는 몇 kg를 빼느냐가 중요한 게 아니라 얼마만큼 잘 유지할 수 있느냐가 가장 중요합니다. 그러기 위해서는 할 수 없는 다이어트를 하면 안 됩니다. 남들이 하는 다이어트가 아니라 나에게 맞는 다이어트를 해야 합니다.

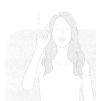

생활상식 한눈에 보기

01 믹스커피 마음 놓고 먹어도 되는 이유

- 믹스커피의 진실
  ① 프림은 콜레스테롤 수치를 높이지 않는다
  ② 설탕은 많지 않다
  ③ 카제인나트륨은 몸에 나쁘지 않다
- 2~3봉 한꺼번에 타서 마셔도 된다
- 커피를 마신 뒤 속이 쓰린 사람은 위 점막이 상해 있는 것이다
- 커피는 종종 기립성 저혈압, 골다공증, 간암 예방에 도움을 준다

02 유독 추위를 많이 탄다면?

- 소음인은 체질적으로 추위를 많이 탄다
- 근육이 적다고 추위를 더 타지 않는다
  (추위를 타는 것은 지방량과 관계 있다)
- 세로토닌이 부족하면 추위를 많이 탄다
- 갑상선기능저하증의 경우 추위를 많이 탄다
- 비만한 사람도 추위를 많이 탈 수 있다
- 신장과 위 기능이 떨어지면 체온이 떨어진다
- 체온이 떨어졌다는 것을 알 수 있는 법
  ① 눈물이 날 때 ② 식은땀이 날 때
- 추위를 타는 사람에게 좋은 음식
  ① 열을 만드는 음식 : 고기는 대사를 촉진시킨다
  ② 열을 가지고 있는 음식 : 계피, 생강, 부추, 인삼

03 전기장판에 대한 모든 것

- 전자파 없는 온열기구는 없다
- EMF 인증을 받은 제품을 써라
- 라돈 검출량을 체크하라
- 항균, 탈취, 과열 및 과전류 방지 기능을 확인하라
- 낮은 온도에서도 화상 입을 수 있다
- 온열매트를 써야 하는 이유
  ① 몸이 이완된다
  ② 집 안의 공기순환을 돕는다

③ 집안의 습도 조절에 도움이 된다
④ 겨울철 난방비가 절약된다
⑤ 다른 난방기구에 비해 친환경적이다

04 욕실에 두면 안 되는 용품!

- 칫솔 : 2개월에 한 번씩 바꿔라
- 면도기 : 솔로 꼼꼼히 닦아라
- 욕실 청소 용품 : 쓴 후에 햇볕에 말려라
- 생리대 : 곰팡이 서식 위험이 있다
- 의약품 : 변질 위험이 있다
- 고무 성분의 물건 : 유기가스로 인한 변질 위험이 있다
- 욕실 습도 관리
  ① 환풍기 틀기 ② 문 열어놓기 ③ 건식 욕실도 추천
- 샤워기 줄과 헤드는 주기적으로 청소 · 교체하라

05 주방에 두면 안 되는 용품!

- 코팅 제품은 3~4년마다 교체하라
- 알루미늄 제품에서 알루미늄이 녹아나오지 않도록 주의하라
- 스테인레스 제품 구매시 반드시 세척하라
- 나무나 흙으로 만들어진 제품은 특별하게 관리하라

06 잘못 알고 있는 과일 · 채소 세척 방법

- 과일과 채소는 물에 10분 정도 담가둬라
- 사과, 오렌지, 바나나 등 왁스로 코팅되어 있는 과일은 왁스부터 제거하라
  ① 뜨거운 물 ② 전용 세제 ③ 손이나 부드러운 스펀지 사용
- 수입 과일은 보존제에 유의하라
- 가능하면 먹기 직전에 씻어라

07 요요 현상 없는 건강한 다이어트 6단계

1단계 : 1일 6식 하라
2단계 : 다이어트 식품 챙겨 먹어라
3단계 : 운동을 시작하라
4단계 : 먹고 싶을 때는 조금씩 먹어라
5단계 : 근력 운동 하라
6단계 : 마사지를 받아라

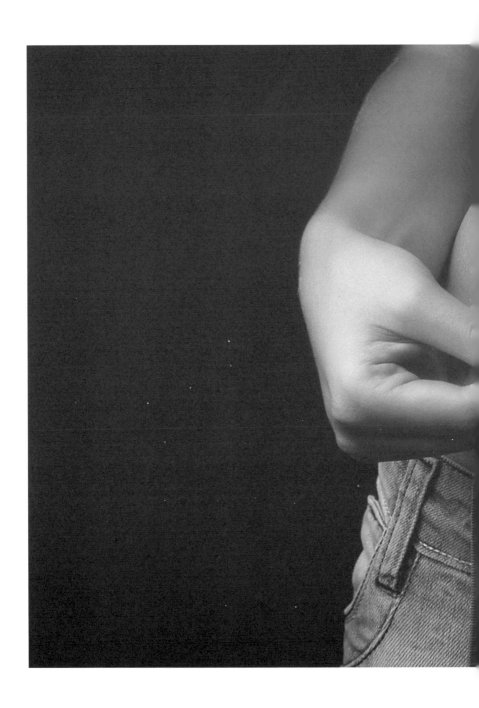

건강 나에게 물어봐

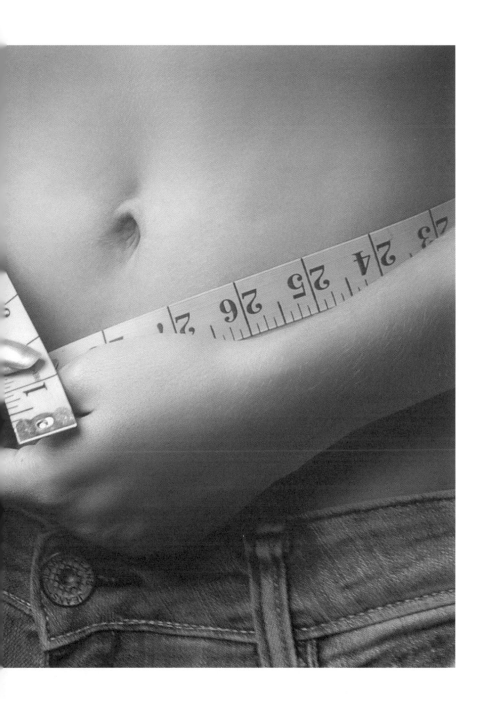

PART 1_생활상식, 나에게 물어봐 75

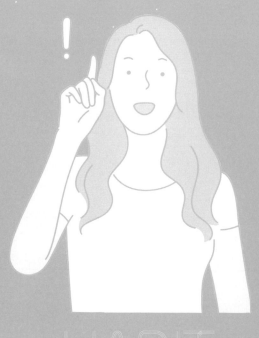

HABIT

PART 2

습관,
나에게 물어봐

01

가득 쌓인 내장지방 제거 방법
: 살 빼는 원리

·
·
·

내장지방이 위험하다는 말은 들려오는데 정작 내장지방이 정확하게 무엇인지, 그래서 내장지방은 어떻게 관리해야 하는지 모르는 사람들이 많습니다. 내장지방 제거 방법을 알아봅니다.

내장지방이란?

내장지방은 장기와 장기 사이에 차 있는 지방입니다. 보통 지방이라고 하는 건 피하지방을 얘기합니다. 피하지방은 피부 밑에 쌓여 있는 지방입니다. 내장지방은 포화지방산과 연관이 아주 깊습니다. 육식을 많이 하는 경우에 내장지방이 생길 가능성이 훨씬 더 높습니다.

내장지방을 관리해야 하는 이유

내장지방을 관리하는 것은 건강에 아주 중요한 부분을 차지합니다. 내장지방은 혈관을 타고 돌아다니기도 합니다. 이렇게 콜레스테롤 수치를 높이고 혈관에 쌓여서 여러 문제를 일으키기도 합니다. 심한 경우에는 심혈관, 뇌혈관 질환이 생길 수도 있습니다.내장지방은 비만, 심혈관 질환, 심장 질환, 간장 질환, 당뇨, 고혈압에도 영향을 미칠 수 있기 때문입니다.

TIP - 뱃살이 내장지방?

지방이 집중적으로 몰려 있는 곳은 배입니다. 다른 장기들은 다 뼈로 감싸져 있지만 배는 뼈가 없어서 계속 저장을 할 수가 있습니다. 그래서 내장지방은 뱃살일 것이라고 많이들 생각하는데, 뱃살은 피하지방입니다. 많이 섭취해서 남은 탄수화물이 지방으로 전환되어 쌓이는 것입니다.

내장지방 관리법

첫째, 동물성 지방 섭취 자체를 줄여야 합니다. 내장지방의 원인이 되는 포화지방산은 일반적으로 식물성 지방보다는 동물성 지방에 많기 때문입니다. 내장지방이 높을수록 동물성 지방은 줄여 먹는 것이 먼저입니다.

둘째는 금주입니다. 지방간은 간에 내장지방이 쌓인 것입니다. 지방간의 가장 대표적인 원인으로 꼽히는 것이 바로 알코올입니다. 간에서 지방을 대사해주어야 되는데 알코올 때문에 대사가 더디게 되어 간에 지방이 쌓이기 때문입니다.

셋째는 탄수화물 제한입니다. 술도 안 마시는데 내장지방이 높거나 지방간이 있는 사람이 있습니다. 비알코올성 지방간입니다. 알코올이 아니라 탄수화물의 과도한 섭취가 원인입니다. 탄수화물이 중성지방으로 전환되어 쌓인 결과로 지방간이 나타날 수도 있는 것입니다.

넷째, 운동입니다. 내장지방을 관리하기 위해서는 꼭 운동을 해야 합니다. 내장지방이 높은 환자들에게는 늘 운동 처방이 따릅니다. 움직이면 지방이 같이 움직이고, 에너지 대사가 높아지기 때문에 지방을 에너지로 태울 수 있습니다.

크릴오일처럼 지방을 녹인다는 제품이 많았지만, 그렇게 지방을 녹이더라도 결국 운동을 통한 대사만이 지방을 몸 밖으로 빠져나가게 합니다.

다섯째, 포화지방산과 불포화지방산을 적절한 비율로 섭취하는 것입니다. 보통 섭취하는 지방 중에는 포화지방산이 많습니다. 내장지방이 많다면 불포화지방산을 좀 더 많이 섭취하는 쪽으로 관리를 해야 합니다. 바로 오메가3입니다. 불포화도가 아주 높기 때문에 적은 양으로도 큰 역할을 해낼 수 있습니다.

또한 아침에 일어나 과일과 채소를 충분히 먹는 것도 내장지방을 줄이는 데 도움을 줄 수 있습니다. 과일과 채소에는 비타민과 미네랄뿐만 아니라 파이토케미컬(phytochemical)이라는 특별한 기능성 물질도 다량 함유하고 있기 때문입니다. ABC주스처럼 갈아서 즙으로 마셔도 됩니다.

ABC주스는 사과(Apple), 비트(Beet), 당근(Carrot)을 갈아 만든 주스

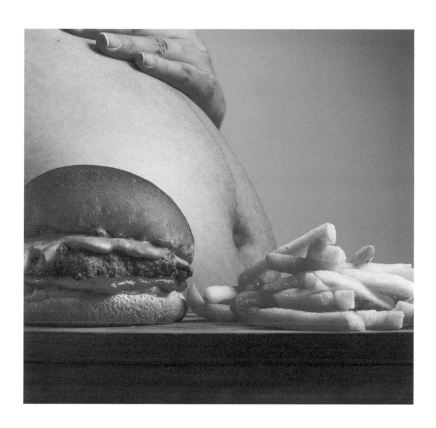

입니다. 내장지방을 빼는 데 좋다고 합니다. 실제로는 이 ABC주스가 내장지방을 줄이는 데 효과적인 성분이 있는 것은 아닙니다. 그러나 과채가 들어갔으니 내장지방이 높은 분들이 먹으면 도움이 될 수 있습니다.

다만 주의사항이 몇 가지 있습니다.

첫째, 굉장히 많은 식이섬유가 들어 있기 때문에 소화가 잘 안 됩니다. 한 번에 많이 먹기보다는 조금씩 나누어서 먹기를 권장합니다.

둘째, 만들 때 사과 씨는 꼭 빼야 합니다. 사과의 씨 안에는 시안화합물(cyanide)이 들어 있는데, 청산가리와 같은 성분이니 주의가 필요합니다.

셋째, 비트에 들어 있는 옥살산(oxalic acid)은 담낭이나 신장에 문제를 일으킬 수가 있기 때문에 너무 많은 양의 비트를 먹는 것도 주의가 필요합니다.

TIP - 파이토케미컬

식물성을 의미하는 '파이토(phyto)'와 화학을 의미하는 '케미컬(chemical)'의 합성어입니다. 식물 속에 들어 있는 화학물질로, 사람의 몸에 들어가면 항산화물질이나 세포 손상을 억제하는 작용을 하는 등 건강에 도움을 주는 생리활성을 가지고 있습니다.

02

숨쉬기 운동 다음으로 쉬운 일상 운동 5가지

⬤
⬤
⬤

숨쉬기 운동 말고 다른 운동은 안 하나요?

실내에서도 아주 간단히 누구나 쉽게 따라할 수 있는 운동을 알려드리겠습니다.

기지개 켜기

첫 번째 운동법은 기지개입니다. 아침에 일어나서 하는 것도 좋지만, 한 자세로 장시간 앉아 있을 때도 기지개 켜는 게 중요합니다. 기지개를 켜면 근육이 수축되며 혈액순환이 좋아지면서 전신에 다량의 산소가 공급됩니다. 또한 목과 척추가 펴지면서 디스크 예방도 됩니다.

주의점들이 있습니다. 갑자기 확 기지개를 켜면 오히려 무리가 될 수 있습니다. 천천히 쭉 몸을 편 후에 3초 정도는 머물렀다가 돌아오는 것을 권장합니다.

벽 짚고 팔굽혀펴기

두 번째는 벽 짚고 팔굽혀펴기입니다. '에이, 너무 운동 안 되는 것 아니야?' 이렇게 생각할지도 모르지만 큰 근육 만들기가 목적이 아니라면 벽 짚고 팔굽혀펴기도 얼마든지 운동이 됩니다. 특히 나이가 들면 어깨가 올라가지 않기도 하는데, 이 오십견은 치료법이 따로 없기 때문에 예방이 최선입니다.

평상시에 어깨 운동을 잘 해두는 게 굉장히 중요합니다. 뿐만 아니라 '어깨에 석회가 꼈다'고 하는 사람들에게도 어깨 운동으로 벽 짚고 팔굽혀펴기도 도움이 됩니다. '얼마만큼 해야 한다'는 법칙은 없습니다. 본인이 해보고 몸에 맞게 결정하면 됩니다. 최소 5개 이상으로 시작해서 점점 늘려갑니다.

주의점은 몸 전체가 움직여야 한다는 것입니다. 상체만 올라갔다 내려갔다 하는 경우가 있는데, 팔만 굽혔다 펴는 것이 아니라 몸 전체가 내려갔다 올라와야 합니다.

케겔 운동

세 번째는 케겔 운동법입니다. 제2의 여성 암이라고 알려져 있는 요실금을 예방할 수 있고, 남성의 전립선을 튼튼하게 하는 데도 도움이 됩니다.

항문을 조이는 운동법이라고 많이 알려져 있는데, 정확히는 회음부를 조이는 운동법입니다. 회음부는 남성의 경우 항문과 고환 사이, 여성의 경우 항문과 질 사이입니다. 그 부분에 힘을 주는 것입니다.

자주, 많이 할수록 효과가 좋습니다. 힘을 줬다 풀었다 줬다 풀었다를 반복하는데, 조이는 시간을 길게 가질수록 운동 효과가 좋아집니다. 힘을 준 상태로 3초 정도를 버티는 것을 권장합니다.

해보면 알게 되지만, 생각보다 쉽지 않습니다. 그냥 엉덩이나 항문에 힘을 준다고 해서 회음부에 힘이 들어가는 게 아니기 때문입니다. 즉, 아무리 엉덩이에 힘을 많이 주어도 회음부에 힘이 들어가지 않으면 제대로 된 케겔 운동법이 아닙니다.

가장 확실한 방법은 회음부에 손을 대보면서 힘을 주었을 때 느껴지는 것을 확인하는 것입니다.

무릎 사이에 휴대폰 끼우기

휴대폰을 무릎과 무릎 사이에 끼우고 버티는 것입니다. 생각만으로는 '이게 무슨 운동이 되나.' 싶지만 직접 해보면 허벅지 앞뒤, 아랫배, 윗배, 허리까지 힘이 들어가서 10초 이상 버티기가 쉽지 않습니다. 10초부터 시작해서 12초, 15초, 20초... 점점 늘려가면서 운동하면 됩니다.

무릎 관절이 안 좋고 허벅지에 힘이 없어서 걷기가 불편한 사람들에게 아주 좋습니다. 허벅지 근육이 탄탄하면 무릎에 가해지는 힘이 줄어 관절염이 예방됩니다. 또한 허벅지 근육은 많은 체내지방을 분해하기 때문에 허벅지 근육이 발달되면 당뇨병 등 만성 질환의 위험이 줄어든다고 합니다.

뒤꿈치 들기

마지막으로는 뒤꿈치 들기입니다. 혈액순환과 밀접한 운동입니다. 발을 제2의 심장이라고 하는 이유가 있습니다. 걸을 때마다 압력이 가해지면서 혈액이 다시 심장으로 돌아오는 힘을 만들어내기 때문입니다.

이때 펌프질을 해주는 것이 종아리입니다. 뒤꿈치를 들면 종아리에 힘이 들어가기 때문에 하체에 몰려 있던 혈액이 심장으로 돌아가는 데 도움이 됩니다.

지하철을 기다리는 동안, 엘리베이터 안에서, 남성의 경우 소변기 앞에서 등 어디서나 할 수 있습니다. 앉아 있다면 휴대폰을 무릎과 무릎 사이에 끼우는 운동을 함께, 서 있다면 케겔 운동도 겸해서 할 수도 있겠습니다.

지금까지 소개한 다섯 가지 운동은 방법이 간단할 뿐이지 효과는 무시할 수 없습니다. 집에서, 일상 속에서 꾸준히 하면 좋습니다.

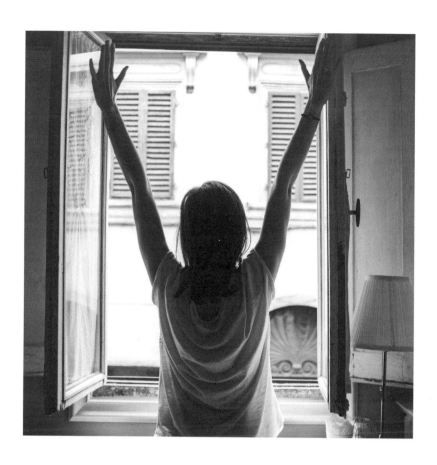

03

노화를 늦추고 오래 살려면 3가지를 기억하자

100세 시대, 오래 사는 것이 아니라 오래 '건강하게' 사는 것이 관건입
니다.

60세에 중풍이 오면 40년 동안 누워 살아야 하는 것입니다.

건강을 지키며 나이 드는 방법이 있을까요?

치매 예방하기

무엇보다 두려운 것은 치매입니다. 나이가 들수록 두려워지는 질병입

니다. 치매를 예방하기 위해서 '3고'를 추천합니다.

1고, 머리를 많이 쓰고!

치매 예방에 화투가 좋다고 하는 이유는 머리를 쓰게 되기 때문입니다. 법칙을 익히고 게임을 하면서 순간순간 기억하고 판단하고, 점수를 빠르고 정확하게 계산하는 과정에서 뇌는 쉬지 않고 돌아갑니다. 그러나 기계적으로 치는 화투나, 점수가 자동 계산 되는 경우에는 효과가 떨어질 것입니다.

2고, 사람들을 많이 만나고!

사회적인 관계가 좋은 사람일수록 치매에 걸리지 않는다고 합니다. 하버드대학교 연구 결과, 가족 혹은 친구와의 만남, 자원봉사 등 노년기 사회 활동은 인지기능 저하를 억제하는 효과가 있다고 했습니다.

3고, 근육을 키우고!

나이를 먹을수록 근력을 키워야 건강을 유지할 수 있습니다. 나이가 들어 근력이 감소하면 삶의 질이 크게 떨어지면서 운동량 감소, 호르몬 변화, 활성산소 증가, 스트레스 증가 등의 영향을 미치는데 이것들은 모두 치매 발생의 원인으로 꼽히는 것들입니다.

활성산소는 세포에 손상을 입히는 변형된 산소입니다. 활성산소는 반응성이 강해 다른 물질과 빠르게 반응하여 무차별적으로 세포를 손상시킵니다. 체내에서 과다 생성된 활성산소는 노화와 여러 질병을 유발합니다.

면역 관리로 염증 예방하기

모든 질환의 원인은 염증입니다. 가장 대표적인 것이 심혈관 질환입니다. 흔히 심혈관 질환의 원인을 콜레스테롤이나 중성지방 등으로 알고 있지만, 콜레스테롤, 중성지방은 늘 혈액에 흐르는 것입니다. 이것들이 왜 혈관에 쌓이느냐가 문제인 것입니다. 이 가장 큰 원인이 바로 염증입니다.

나이가 들면 염증성 질환이 늘어날 수밖에 없습니다. 면역력이 떨어지기 때문입니다. 그래서 평상시 면역 관리가 중요한데, 방법 중 하나가 체온 유지입니다. 일명 온열요법 또는 온열면역법이라고 얘기합니다. 추운 날씨에는 옷을 여러 겹 입고, 외출할 때는 마스크, 모자, 목도리를 챙겨 다녀야겠습니다.

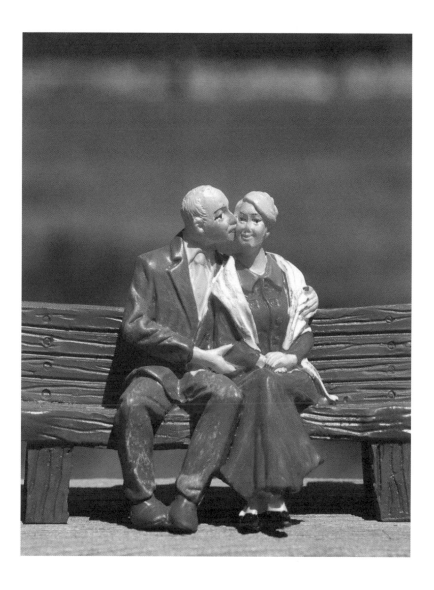

발효식품 챙겨먹기

나이를 먹을수록 신진대사율이 떨어집니다. 그로 인해서 여러 가지 내사성 질환들이 늘어나게 되는데, 당뇨, 고혈압, 비만입니다. 심지어 암도 대사성 질환으로 보는 경우도 있습니다. 그러므로 대사가 잘 원활하게 될 수 있도록 촉진시켜줘야 합니다. 신진대사를 촉진해주는 물질은 비타민과 미네랄, 그리고 효소입니다. 효소는 우리 몸에 있는 여러 가지 대사를 조절합니다.

효소가 풍부한 식품은 발효식품입니다. 발효식품에 있다는 유산균 자체가 중요한 게 아닙니다. 유산균이 만들어내는 효소들이 중요하고, 그로 인해서 만들어진 생리활성물질들이 장을 건강하게 지켜주는 것입니다. 때문에 나이가 들수록 유산균 제품을 잘 챙겨 먹는 것이 굉장히 중요합니다.

근력 키우기

다음으로는 근력을 키우는 것입니다. 근력이 떨어지면 자연스럽게 관절 질환이 늘어날 수밖에 없습니다. 관절 질환이 늘어나면 활동에 지장을 받으니 또 점점 근력이 떨어질 수밖에 없습니다. 이런 악순환으로 건강을 잃을 수도 있습니다. 그래서 나이가 들수록 근력 운동은 반드시 해야 합니다.

TIP - 관절염

관절에 좋은 것들을 이야기할 때 '우리 몸에 있는 습을 날린다.'라고 표현을 합니다. 습(濕)은 한의학에서 '습한 기운'을 의미합니다. 몸에 습이 엉키면 몸이 무겁고 나른하며 관절에 들면 통증이 나타나고 염증이 나며 붓기도 합니다.
일반적으로 관절염은 크게 두 종류로 나누는데, 퇴행성 관절염과 류마티스성 관절염입니다. 퇴행성 관절염은 관절을 보호하는 연골의 점진적 손상이 원인이며, 류마티스성 관절염은 면역 작용의 이상이 원인이라고 알려져 있습니다.

소식하기

장수나 건강을 연구하는 모든 학자들이 공통적으로 말하는 한 가지 요소는 바로 '소식'입니다. 소식을 해야 하는 이유 중에 하나가 '산화'입니다. 식사를 많이 할수록 산소를 소비할 수밖에 없는데, 산소를 소비한다는 것은 산화가 진행된다는 이야기입니다. 산화의 대표적인 현상이 쇠가

녹스는 것입니다. 녹슬어서 힘을 많이 받지 못하고 부러지기 쉬워집니다. 우리 몸에서 산화가 많이 진행되어도 마찬가지입니다. 우리 몸의 산화를 다른 말로 '노화'라고 합니다. 그래서 노화를 방지하는 것을 '항산화'라고 합니다.

소식은 단순히 산화를 방지하는 차원이 아니라 산소 자체의 사용을 줄이기 때문에 근본적으로 노화를 방지할 수가 있습니다. 이런 내용은 『동의보감』에도 "위를 7할에서 8할만 채워라."라고 나와 있습니다.

TIP - 산화와 노화에 대한 연구

인도에서 아주 재미난 연구를 했습니다. 완전히 밀봉된 작은 상자에 파리 한 마리, 완전히 밀봉된 커다란 상자에 또 파리 한 마리를 집어넣었습니다. 둘 중에 어떤 파리가 더 오래 살았을까요? 아무래도 공간이 넓은 곳에 산소가 더 많이 있으니까 훨씬 더 오래 살았을 것 같지만, 그렇지 않았습니다. 조그만 곳에 있는 파리가 더 오래 살았습니다. 원인은 산화였습니다.
큰 상자에 들어 있던 파리는 계속 날아다니면서 움직였고, 움직이면 움직일수록 산소를 소비하여 산화가 일어났습니다. 그렇지만 작은 공간에 있는 파리는 많이 움직이지 못했고, 산화가 훨씬 덜 되어 오래 살 수 있었던 것입니다. 근본적으로 산소를 소비하지 않는 것이 노화를 막을 수 있는 방법입니다.

04

밥 먹고 나서 절대 하면 안 되는 것

●
●
●

식사 후에 무심코 하는 행동이 건강을 해치고 있을 수도 있습니다.
밥 먹고 나서 절대 하면 안 되는 행동들을 설명해드립니다.

식사 후에 바로 과일을 먹으면 안 될까?

이런 주장의 근거를 살펴봅시다. 다른 음식을 먹고 난 다음에 과일(단
순당)을 섭취하면 과일이 빨리 소화가 되지 않고 그 안에서 발효가 일어
나 복부팽만감 같은 현상이 일어난다는 것입니다. 그래서 과일은 식전에

먹는 게 좋다는 주장입니다.

그러나 이것은 잘못된 이야기입니다. 소화 과정을 생각해보면 금방 풀립니다. 토할 때 먹은 순서의 역순으로 나오지는 않습니다. 먹은 음식은 2~3시간 정도 위에 머물면서 움직입니다. 즉, 과일을 먼저 먹고 밥을 먹나, 밥을 먹고 과일을 먹나 위에서 머무는 시간은 거의 비슷하다는 것입니다.

그리고 과일은 산미가 있습니다. 소화를 돕는 작용도 하기 때문에 과일을 먹는 것이 소화에 도움이 됩니다. 산미는 신맛인데, 신맛은 입 안을 개운하게 하니 식후에 과일을 먹는 것이 일반적입니다.

단, 위가 안 좋은 사람은 위에서 부패 현상 또는 발효 현상이 일어나서 복부팽만감이 느껴질 수 있습니다. 위가 약하다면 과일은 따로 먹는 것이 좋습니다.

식사 후에 커피나 탄산음료를 먹으면 역류성 식도염이 생길까?

일단 기본적으로 커피나 탄산음료를 마신다고 해서 위의 괄약근이 느슨해진다는 것은 잘못된 이야기입니다. 역류성 식도염과 커피나 탄산음료의 상관관계는 없습니다. 탄산음료가 괄약근을 약하게 한다면 콜라를 마시고 물구나무 서기를 하면 다 토해야 합니다. 이런 오해가 생기는 이유는 과식 때문입니다. 과식 후에 음료를 마시면 위가 팽팽해져서 역으로 올라오는 경우는 있을 수 있습니다.

단, 차와 같은 음료에 있는 탄닌(tannin) 성분은 소화를 더디게 할 수 있으니 탄닌 성분이 많은 차를 먹는 것은 좀 피하는 게 좋겠습니다.

TIP - 콜라는 칼슘의 흡수를 방해한다

콜라에는 톡 쏘는 맛을 내는 원료로서 인산이 들어갑니다. 인산은 인을 배출합니다. 인은 칼슘과 함께 뼈를 구성하는 중요한 영양소이지만, 과도하게 섭취하면 칼슘의 흡수를 방해합니다. 칼슘이 들어 있는 유제품, 우유, 멸치 등을 먹을 때는 콜라는 피하는 게 좋습니다.

TIP - 홍차는 철분의 흡수를 방해한다

홍차에 들어 있는 탄닌은 철분의 흡수를 방해합니다. 탄닌은 떫은 맛으로, 대부분의 차에 모두 들어 있습니다. 특별히 빈혈이 있어서 철분제를 챙겨 먹는 사람이라면 주의해야겠습니다. 또한 탄닌은 변비를 유발할 수가 있기 때문에 주의가 필요합니다.

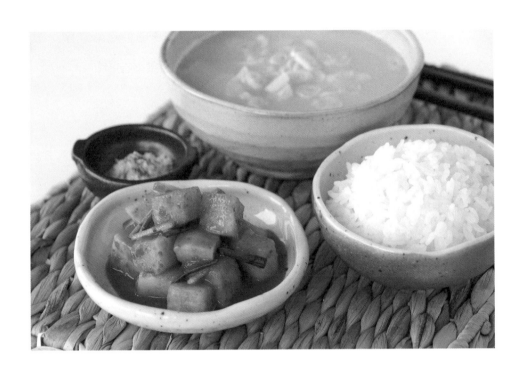

식후에 무리한 운동과 목욕은 금물!

또한 식후에 무리한 운동을 하거나 격하게 움직이면 안 됩니다. 식사를 하면 혈액이 위로 몰려 있게 되는데, 이때 운동을 하면 피가 온 몸으로 분산되어 소화 기능이 떨어질 수 있습니다.

밥 먹고 나서 격하게 뛰거나 하면 배가 아파지는데, 이럴 때 활성산소가 엄청나게 많이 만들어집니다. 모든 병의 근원이라고 할 정도로 문제가 되는 것이 활성산소이니, 활성산소를 줄이기 위해서라도 식후에는 무리한 운동을 하지 않는 게 좋겠습니다.

마찬가지로 뜨거운 물로 목욕을 할 때도 혈관이 확장되어 혈액순환이 급격하게 빨라져서 위에 몰려 있던 혈액이 분산됩니다. 식후에 무리한 운동했을 때와 같은 결과가 나올 수가 있기 때문에 주의가 필요합니다. 혈당과 혈압을 떨어뜨릴 수도 있으니 필요에 따라 조심해야 합니다.

TIP - 당뇨환자는 긴 목욕 주의

특히 당뇨가 있는 경우에는 뜨거운 물로 목욕할 때 긴 시간 하지 않도록 주의가 필요합니다. 체온이 올라가면 체내에서는 열충격단백질이 생성되는데, 열충격단백질 지수가 높아지면 인슐린 분비가 촉진된다고 합니다. 이렇게 혈당이 급격하게 떨어져 저혈당이 올 수 있기 때문입니다.

밥 먹고 배가 나올 때 허리띠를 풀어도 괜찮을까?

과식을 하면 배가 나와서 허리띠를 풀 수가 있습니다. 이것은 괜찮을 수도 있고 안 괜찮을 수도 있습니다. 과식하면 아무래도 배가 빵빵해져서 압력이 올라가고, 압력이 여러 장기에도 영향을 미칠 수가 있기 때문에 주의가 필요합니다.

그럴 때 허리띠를 확 풀면 위에 몰려 있던 장기들이 갑자기 밑으로 내려와 특정한 부위 한쪽으로만 몰릴 수도 있기 때문에 주의가 필요합니다. 오히려 배가 빵빵해지기 전에 미리 허리띠를 조금 풀어주는 것도 방법이 될 수가 있겠습니다.

밥 먹자마자 잠들어도 될까?

특히 점심 식사 후에 졸려서 잠을 자는 경우가 많습니다. 혈액이 위쪽으로 몰리기 때문에 졸음이 올 수가 있습니다. 그럴 때는 10분 내외로 살짝 자는 것이 도움이 될 수 있습니다. 그러나 1~2시간 넘게, 잠을 길게 자면 오히려 소화에 방해가 됩니다. 왜냐하면 눈이 떠 있을 때 위산 분비도 활발하기 때문입니다.

함께 먹으면 안 되는 음식들

토마토 & 설탕 : 설탕은 천연 최고의 감미료입니다. 맛도 있을 뿐 아니라 뇌에서 도파민이라는 행복호르몬 분비를 촉진합니다. 그러나 설탕은 비타민을 파괴합니다. 비타민B1, 비타민C 등입니다. 설탕은 가능하면 여러 과일 · 채소와는 먹지 않는 것이 좋습니다.

시금치 & 두부 : 시금치의 옥살산과 두부의 칼슘이 결합하면 돌처럼 딱딱하게 굳어지는데, 이 돌들이 신장에 많이 끼면 신장 결석이 됩니다. 시금치는 두부뿐만 아니라 칼슘이 많이 함유되어져 있는 식품을 먹을 때 주의가 필요하겠습니다. 또한 땅콩에도 인산기가 들어 있어서, 시금치와 마찬가지로 칼슘이 많은 식품과 먹을 때 조심해야 합니다.

장어 & 복숭아 : 복숭아의 산미를 만드는 유기산이 장어 지방이 소화를 방해합니다. 심한 경우에는 복통도 일어날 수 있습니다.

어패류 & 옥수수 : 어패류는 산란기 때 독이 있습니다. 또한 여름에는 쉽게 상하고 유해균이 번식할 수 있습니다. 그런데 소화가 안 되는 옥수수와 함께 먹으면 이 독성 물질이나 유해균을 신속하게 배출하기 어려워

소화장애, 복통을 일으킬 수 있습니다.

오이 & 무 : 오이, 특히 오이 껍질 부분에는 비타민C를 파괴하는 효소인 아스코르비나아제가 있습니다. 그래서 오이와 무를 함께 먹으면 무에 풍부하게 들어 있는 비타민C가 오이의 효소에 의해 파괴됩니다. 오이 외에도 당근, 가지 등에도 들어 있는 아스코르비나아제는 산에 약하므로 식초를 넣으면 비타민C의 파괴를 막을 수 있습니다.

미역 & 파 : 미역에는 알긴산이라고 하는 식이섬유가 있습니다. 몸속 노폐물을 제거해줄 뿐만 아니라 배변 활동에도 도움이 되지만, 파와 함께 먹으면 알긴산의 기능이 떨어집니다.

05

면역력과 혈액순환을 위한 림프절 마사지

몸이 피곤하고 무거운데, 겨드랑이를 누르면 유독 아픈가요?

림프절에 대해서 알아봅시다.

림프란?

림프는 순환계의 일종입니다. 림프관을 타고 흐르는 림프액은 소장에서 흡수된 지방 성분을 운반하고, 혈액의 양도 조절하고 전해질의 균형도 잡아줍니다. 면역에 아주 깊게 연관되어 있습니다. 이렇게 몸을 돌면서 일한 후 소변을 통해 배출됩니다.

림프액은 우리 몸 구석구석에 분포되어 있는데, 모여 있는 곳을 림프절이라고 얘기합니다. 겨드랑이, 복부, 사타구니, 귀 뒤쪽 턱, 귀 밑 등이 림프절입니다. 림프절은 면역에 있어 동네 파출소와 같은 역할을 합니다. 아이가 감기에 걸리거나 아니면 몸이 아플 때 어머니께서 겨드랑이 같은 곳을 주물러주는 것은 림프절을 조절해줘서 순환을 시켜주고 면역력을 높여주게 되는 것입니다.

림프는 우리 몸속에 있는 노폐물도 제거해줄 뿐만 아니라 면역을 담당해주기 때문에 순환 관리를 잘해주는 게 중요합니다. 그런데 림프는 혈액과 달리 펌핑해주는 기관이 없기 때문에 반드시 움직여줘야 합니다. 오랫동안 누워 있거나 앉아 있으면 순환이 잘 되지 않습니다. 적절하게 스트레칭을 해주는 것도 도움이 될 수가 있습니다.

TIP - 림프와 면역

림프액 안에는 T세포, B세포 등의 림프구와 대식세포 같은 면역세포들이 굉장히 많습니다. 우리 몸속에서 돌아다니면서 세균 같은 것들을 공격합니다. 파괴된 세포들을 처리해주는 역할도 림프액 안에 들어 있는 대식세포가 합니다. 그렇기 때문에 면역과 아주 밀접한 관계가 있습니다.

림프절 순환이 안 될 때 증상

림프가 우리 몸에서 하는 가장 대표적인 역할이 노폐물을 처리하는 것입니다. 노폐물 처리가 안 되면 금방 피곤해집니다. 몸이 천근만근이고 만성피로로 괴롭다면 림프절 마사지를 해보세요.

다음으로 많이 나타나는 증상이 바로 부종입니다. 짜게 먹거나 이런저런 원인이 많지만, 결국에는 림프액이 잘 돌지 않아서 나타나는 게 바로 부종입니다. 마사지숍에서 림프절 마사지를 받으면 림프액이 잘 순환이 되어 얼굴이나 팔다리 붓기가 눈에 보일 정도로 빠지는 것을 볼 수 있습니다.

아침, 점심, 저녁 중 아침에 체중이 가장 많이 나오는 경우도 림프액이 잘 순환되지 않았을 때 나타나는 증상입니다. 정상이라면 밤새 림프액이 잘 돌아서 노폐물이 빠져나갔으니 아침에 체중이 높게 나갈 이유가 없습니다. 그런데 림프가 돌지 않아 노폐물이 빠져나가지 못하면 부종이 생겨 아침에 체중이 늘어나는 것입니다.

겨드랑이를 만져봤을 때 통증이나 뻐근함이 느껴진다면 림프액이 뭉

처 있는 것입니다. 좀 더 심한 사람들은 덩어리나 혹처럼 만져지는 사람도 있습니다. 그런 것들이 완전히 풀어질 때까지 마사지를 해주는 것도 도움이 됩니다. 평상시에 잘 두드려주기만 해도 좋습니다. 림프절은 사타구니, 귀 뒤 옴폭 들어간 곳에도 있으므로 이곳도 잘 마사지하면 도움이 됩니다.

염증과 가려움증이 자주 나타나는 것도 마찬가지입니다. 가려워서 긁는 것이 바로 순환을 촉진시켜주는 것입니다. 전부 면역과 연관된 증상들입니다.

림프순환에 도움이 되는 음식

림프액이 잘 순환되기 위해서는 혈액순환이 잘되어야 합니다. 결국은 혈액이 맑아야 혈액순환이 잘 될 수 있습니다. 혈액을 맑게 유지하는 데 도움이 되지 않는 가장 대표적인 식품이 바로 기름진 식품들입니다. 고기, 설렁탕과 곰탕 같은 탕 종류, 치킨 등의 튀김 요리는 피하는 게 좋습니다.

림프순환에 도움이 되는 식품은 혈액순환에 도움이 되는 식품입니다.

대표적인 게 바로 오메가3입니다. 오메가3가 많이 들어 있는 등푸른 생선, 견과류를 먹는 것도 도움이 될 수가 있습니다. 청국장, 된장도 도움이 됩니다.

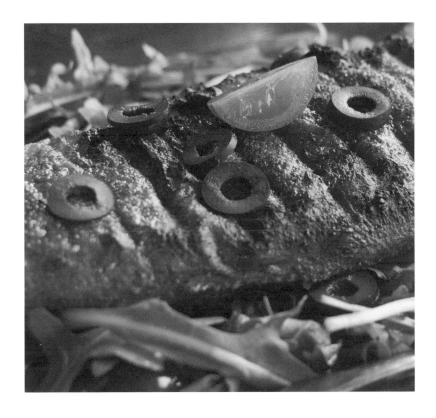

06

탈모 부르는 잘못된 머리 감기 습관

:

2017년 건강보험협회에서 발표한 통계 자료에 의하면, 우리나라 사람 중에서 탈모를 고민하고 또 치료를 받은 사람이 천만 명 정도가 된다고 합니다. 탈모는 왜 생길까요? 그리고 어떻게 탈모를 예방할 수 있을까요?

탈모의 원인 ① 유전과 호르몬

탈모의 문제가 머리카락이 많이 빠지는 것이라고 생각하지만, 진짜 문제는 머리카락이 만들어지지 않는 것입니다. 건강한 사람이라도 하루에 200개 이상의 머리카락이 빠집니다. 그렇다면 탈모의 원인이 무엇일까요?

첫 번째는 유전적인 원인입니다. 이 부분은 한계가 있습니다. 그러나 희망을 버리지 마세요. 탈모 유전자를 가지고 있다 하더라도 어떻게 관리하느냐에 따라서 유전자가 발현하지 않으면 탈모가 오지 않을 수도 있기 때문입니다.

두 번째는 호르몬입니다. 특히 남성 호르몬과 연관되어 있습니다. 남성 호르몬인 테스토스테론이 효소에 의해서 DHT(디하이드로테스토스테론)로 변형이 됩니다. 그러면 전립선에도 문제가 발생될 수 있고, 탈모를 유발하게 됩니다.

TIP - 탈모 치료제

탈모 치료 제품 잘못 먹으면 남성성이 없어진다는 루머도 있지만 잘못된 이야기입니다. 물론 그런 제품들이 있는 건 사실입니다만, 모든 제품이 그렇지는 않습니다. 그중 쏘팔메토는 전립선 비대증에 도움이 된다는 약입니다.

효소가 남성 호르몬을 변질시키는 것을 막아주는 역할을 합니다. 그래서 탈모에도 도움이 된다고 얘기하는데, 아직 우리나라에서는 쏘팔메토가 탈모에 도움이 된다고 공식적으로 얘기할 수가 없습니다. 식약처에서 그것들을 인정하지 않았기 때문입니다.

그러나 외국에서는 탈모 치료에 도움이 된다고 판매하고 있습니다.

탈모의 원인 ② 열과 스트레스

세 번째는 열입니다. 보통 열은 위로 올라가게 되어 있습니다. 그래서 스트레스를 많이 받거나 화가 나면 열이 모두 머리로 갑니다. 그런데 머리의 열을 빨리 식혀주지 않으면 모근이 열을 받아서 상하고, 그러면 머리카락을 만들어내는 힘이 점점 약해집니다. 그래서 탈모를 유발하게 되는 겁니다.

이때 도움이 되는 것이 양배추입니다. 양배추는 성질이 굉장히 차갑기 때문에 잎을 머리에 얹어두기만 해도 두피의 열을 식히는 데 아주 큰 도움이 됩니다. 또 순간적으로 열을 빼는데 아주 탁월한 것이 박하입니다. 샴푸 중에도 박하가 들어 있는 '쿨 샴푸'라는 것들이 있습니다.

네 번째, 스트레스입니다. 특히 여성의 경우에는 원형 탈모가 일어나는데, 원형 탈모의 가장 큰 원인이 스트레스로 알려져 있습니다. 그래서 스트레스 해소법을 가지는 게 굉장히 중요합니다.

탈모의 원인 ③ 영양과 숙면

다섯 번째, 영양입니다. 우리 몸은 음식물로 만들어집니다. 머리카락도 마찬가지입니다. 머리카락의 대표적인 성분은 단백질입니다. 단백질 공급을 원활하게 잘 해주는 것이 탈모 치료에 굉장히 중요합니다. 엔아세틸글루코사민을 같이 먹는 게 머리카락을 만들어내는 데 아주 중요한 역할을 합니다.

마지막으로 숙면입니다. 잠을 충분히 자지 않아도 탈모가 발생합니다. 우리 몸이 회복되고 재생되는 시간은 잠잘 때입니다. 더 정확하게는 깊은 잠을 잘 때, 숙면을 취할 때입니다. 그런데 잠을 잘 자지 못하면 회복이 되지 않기 때문에 머리카락을 만들어낼 힘이 없어집니다.

탈모 예방하는 머리 감기 5단계

- 1단계 미온수로 감아라

머리카락도 세포고 피부입니다. 그래서 뜨거운 물로 하면 화상을 입습니다. 땡볕에 있다 보면 머리카락이 푸석푸석해집니다. 자외선에 의한 손상도 있지만 열에 의한 손상도 만만치 않습니다. 이렇게 머리카락도 열에 의해서 변성이 될 수 있기 때문에 너무 뜨거운 물을 사용하지 않는 것이 좋습니다.

헹궈내는 물은 찬물로 해야 좋다고 알고 있는 사람도 많은데, 미온수가 좋습니다. 차가운 물로는 샴푸나 린스, 트리트먼트가 충분히 헹궈지지 않을 수 있고, 두피가 수축하면 나중에 염증성 질환이 나타날 수도 있습니다.

- 2단계 충분히 적시고 불려라

충분하게 물에 적셔서 불려야 합니다. 때를 밀 때도 몸을 불려야 때가 잘 나오는 것과 마찬가지입니다. 머리카락에도 많은 오염 물질이 묻어 있기 때문에 충분히 불려서 감으면 때가 더 잘 나옵니다.

먼저 머리에 충분히 물을 묻힌 다음에 양치를 하거나 세수를 해서 불릴 수 있을 것입니다. 혹은 샤워를 한다면 머리부터 발끝까지 물을 묻힌 다음에 몸을 먼저 씻고 머리를 감는 순서로 하는 것도 좋은 방법이 될 수가 있습니다. 몸을 먼저 씻으라고 말씀드리는 이유는 머리나 손발은 외부로 노출이 되어져서 오염되기가 쉽기 때문에 충분히 불려서 씻는 것이 좋지만 몸은 옷에 의해서 외부로부터 오염물질이 많이 묻지 않기 때문에 가볍게 샤워를 해도 크게 문제가 되지는 않기 때문입니다.

– 3단계 샴푸 너무 많이 쓰지 마라

현대인에게 탈모가 많은 이유 중에 하나는 바로 샴푸입니다. 머리 감을 때 샴푸 3번, 4번, 5번까지 많이 짜서 거품을 많이 내시나요? 탈모에 전혀 도움이 되지 않습니다.

때를 벗겨내기 위해서는 거품이 나야 하지만, 그렇다고 해서 필요 이상의 거품을 만들기 위해 샴푸를 많이 사용하면 탈모가 될 수 있습니다. 앞에서 충분히 적시고 불리라고 한 이유 중 하나는 사용하는 샴푸의 양이 줄어들기 때문입니다.

머리카락의 길이나 양에 따라서 샴푸의 양을 달리 써야겠지만, 거품이 많이 날 정도로 사용하는 것은 피하는 게 좋습니다. 샴푸에는 계면활성제가 들어가 있는데 이것이 과도하면 두피를 보호하는 모든 보호막을 깨끗하게 다 없애버리기도 합니다. 가급적이면 샴푸를 적게 쓰는 것이 두피를 보호하고 탈모를 예방하는 데 도움이 될 수 있습니다.

– 4단계 기왕이면 저녁에 감아라

가급적이면 저녁에 집에 들어와서 머리를 감는 게 좋습니다. 머리카락은 하루 종일 외부로 노출되기 때문에 오염 물질이 묻었을 확률이 높기 때문입니다. 낮 동안 땀이나 피지가 나오기도 했을 것입니다. 그래서 저녁에 머리를 감는 게 두피를 보호하고 머릿결을 좋게 하고 탈모를 예방하는 데도 도움이 될 수가 있습니다.

– 5단계 가능한 빨리, 차가운 바람으로 말려라

아침에 머리를 감고 나서 수건으로 말아 올린 채로 식사하거나 다른 준비를 하는 사람들이 있습니다. 출근길에 머리가 촉촉하게 젖어 있는 상태로 지하철이나 버스를 타는 사람도 많습니다. 그러나 젖어 있는 상태에서는 세균 번식이 왕성하게 일어날 수 있기 때문에 두피에는 좋지 않습니다. 머리를 젖은 채로 두지 말고 먼저 충분히 말려야 합니다.

머리를 말릴 때는 뜨거운 바람보다 차가운 바람을 쓰는 것이 좋습니다. 생각보다 드라이기에서 나오는 바람의 온도가 굉장히 높습니다. 머리카락이 직접적으로 상할 수가 있습니다. 또한 두피가 빨리 건조해질 수 있습니다. 두피의 건조함은 탈모에 영향을 미칠 수가 있습니다.

또한 머리를 말릴 때 수건으로 비비기보다는 두드리면서 수분만 흡수할 수 있도록 하는 것이 좋습니다. 몸을 닦을 때, 때를 밀듯이 수건으로 물을 닦아내지는 않는 것처럼 말입니다.

빗질로 두피 관리하라

좀 더 적극적으로 탈모를 예방하고 머릿결에 윤기를 주고 영양을 잘 공급할 수 있는 방법이 있습니다. 바로 빗질입니다. 머리를 많이 빗으면 빗을수록 머리는 윤기가 나고 모근이 훨씬 더 튼튼해지고 좋아집니다. 영양 공급도 원활하게 잘됩니다. 빗질을 잘하면 두피의 열기가 빠져나가고 모근도 튼튼해질 수 있습니다.

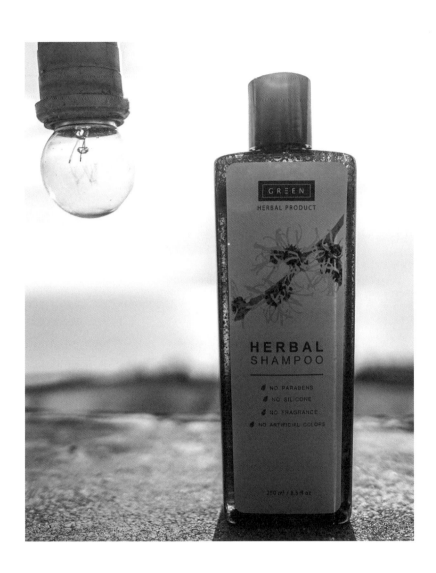

TIP - 거의 다 쓴 샴푸통에 물 넣어서 써도 될까?

샴푸를 거의 다 썼을 때 물을 넣어 흔들어서 쓰는 경우가 있습니다. 그때는 물을 넣은 뒤로 2~3일 안에 다 써야 합니다. 2~3일이 지나면 다 못 썼어도 버려야 합니다. 물을 넣어놓으면 세균이 번식할 수 있습니다.

TIP - 샴푸 대용으로 뭘 쓸 수 있을까?

샴푸를 쓰지 않고 머리를 감는 걸 생각하기가 어렵습니다. 그런데 상황상, 직업상 하루에도 두세 번씩 감는 사람들이라면 샴푸보다는 베이킹소다를 물에 묽게 희석해 머리를 감기를 권장합니다. 린스 대용으로는 식초를 물에 타서 쓸 수 있습니다.

07

아침에 일어나서 피해야 되는 습관

⋮

아침에 하면 하루를 망칠 수 있는 행동들이 있습니다. 혼란을 야기하거나 건강에 도움이 되지 않는 습관을 알려드리겠습니다.

알람 듣고 5분씩 10분씩 미루지 마라

알람소리 들으면 알람을 끄고 5분 뒤, 10분 뒤에 맞춘 후에 다시 눈을 감는 사람들이 많습니다. 그러나 이렇게 5분, 10분 더 자서 몸이 개운해지는 경우는 거의 없습니다. 이것이 아침을 망치는 가장 대표적인 행동입니다. 알람을 끄고 다시 자려고 하면 우리 몸도 다시 취침 모드로 바뀝니다. 잠에 깊이 들어가려고 하는 순간에 또 잠을 깨야 하는 현상이 일어납니다.

아침에 일어났는데도 '자다가 중간에 일어났어.'라고 인식합니다. 오히려 더 몸이 무거워지고 더 많은 피곤함을 느낄 수가 있습니다. 조금 힘들더라도 알람이 첫 번째 울렸을 때 바로 눈을 뜨고 일어나는 습관을 권장합니다.

TIP - 아침에 벌떡 일어나기는 금물!

밤새 이완되었던 근육들이 한 번에 확 긴장이 되면 무리가 될 수 있습니다. 반드시 손을 짚고 천천히 일어나는 것이 좋습니다.

모닝커피보다 물을 마셔라

굉장히 많은 사람이 눈 뜨자마자 모닝커피를 마십니다. 커피에 들어있는 카페인으로 뇌를 각성시키다 보면, 어느 순간부터 소량의 카페인으로는 뇌가 각성되지 않습니다. 이렇게 카페인 섭취량을 점점 늘려가다 보면 중독될 위험성이 큽니다. 카페인 중독일 때 금단 증상으로는 두통, 나른함, 불안, 우울, 예민, 집중력 저하, 졸음 등이 있습니다.

아침부터 커피를 마시기보다는 물이 좋습니다. 뒤에서 이야기할 음양탕을 적극 권장합니다. 기와 혈을 순환시킬 뿐만 아니라 밤새 부족할 수밖에 없는 수분을 공급해줍니다.

또한 신진대사를 촉진해서 우리 몸을 깨우는 데도 일등 공신이 됩니다. 커피보다는 물을 통해서 몸을 깨우는 것이 훨씬 더 긍정적인 효과가 많습니다.

일어나자마자 이부자리 개라

의외지만, 일어나자마자 이부자리를 개지 않는 행동이 하루를 망치는 행동이 될 수 있습니다. 성공하는 사람들은 일어나자마자 자기 잠자리를 정돈하는 습관을 가지고 있다고 합니다.

잠자리를 정리하면서 마음도 정리가 되고, 또한 작은 일에 성공하면서 성취감을 느낌으로써 하루를 자신감으로 시작할 수 있게 됩니다.

고탄수화물 식사를 멀리하라

다음으로 하루를 망치는 행동이 고탄수화물 식사입니다.

'아침에 일어나면 탄수화물로 든든하게 먹어야 하는 거 아닐까?' 이렇게 생각하실 수 있습니다. 맞습니다. 어제 먹었던 탄수화물은 우리 몸속에 남아 있지 않고 사용되거나 아니면 다 저장된 상태입니다. 그러므로 아침에 혈당이 떨어지게 되어 있습니다.

그런데 뇌는 포도당만 에너지원으로 사용하기 때문에 아침에 탄수화물을 통해 부족한 포도당을 빨리 공급하는 것이 도움이 될 수가 있기 때문입니다.

그러나 탄수화물을 너무 많이 먹게 되면 급격하게 혈당이 올라갈 수가 있습니다. 이렇게 올라간 혈당이 다시 급격히 떨어지면서 식사를 하기 전보다 더 많이 피곤하고 힘들어질 수 있습니다.

소화 기능에 문제가 없다면 아침 식사 때는 탄수화물은 조금만 먹고 단백질 위주의 식사를 하는 것을 권장합니다. 단백질이 많은 식사를 하면 속도 든든해지기 때문에 나중에 점심시간에 폭식하는 것을 줄일 수 있습니다.

아침에 커튼 걷어서 햇살을 받아라

아침에 커튼을 걷지 않는 행동이 하루를 망치는 행동이 될 수 있습니다. 아침 햇살은 잠을 깨우는 햇살입니다. 누구도 반가워하지 않는 햇살이지만 우리 눈을 통해 들어와서 생체시계를 깨워 우리의 몸의 리듬을 만들어줍니다. 아침에 커튼을 걷는 행동은 굉장히 중요합니다.

또한 햇볕은 우리 몸속에서 세로토닌이라고 하는 호르몬을 많이 만들어내는 역할을 할 뿐만 아니라 세로토닌 호르몬의 분비를 촉진하여 활력 있는 하루를 맞게 해줍니다.

기지개 켜라

아침에 일어나자마자 기지개를 켜야 합니다. 기지개를 켜는 행동은 밤새 이완되었던 근육을 긴장시키는 역할을 합니다. 이때 전신 근육이 급격히 수축하면서 혈액순환이 활발해집니다.

자는 동안 움직이지 않아 굳어 있던 관절을 풀어주는 역할도 합니다. 특히 척수액을 돌게 해서 뇌를 깨워주므로 중요한 행동입니다.

아침에 뜨거운 물로 샤워하지 마라

아침에 일어나 뜨거운 물로 샤워하면 몸이 풀리고 개운한 느낌이 들 수 있습니다. 그러나 근육이 이완되어 다시 수면 모드로 돌아갈 수 있습니다. 뜨거운 물로 샤워한 후에 조금 있으면 다시 금방 졸리기도 한 이유가 이것입니다. 오히려 뜨거운 물 샤워는 아침보다는 저녁에 하면 숙면을 유도합니다.

아침에는 약간 차가운 듯한 물로 샤워하기를 적극 권장합니다. 냉수로 샤워하는 것도 좋습니다. 엔도르핀 분비가 왕성해지고 아드레날린이 폭발하여 몸에 활력을 얻을 수가 있기 때문입니다.

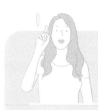

• 핵심요약
습관 한눈에 보기

01 가득 쌓인 내장지방 제거 방법 : 살 빼는 원리

- 내장지방 : 장기와 장기 사이에 차 있는 지방
- 피하지방 : 피부 밑에 쌓여 있는 지방
- 내장지방은 혈관을 타고 돌아다니면서 콜레스테롤 수치를 높인다
- 내장지방 관리법
  ① 동물성 지방 섭취 줄이기 ② 금주 ③ 탄수화물 제한 ④ 운동하기
  ⑤ 포화지방산, 불포화지방산 적절히 섭취하기 ⑥ 과일과 채소 충분히 섭취하기

02 숨쉬기 운동 다음으로 쉬운 일상 운동 5가지

- 기지개 켜기 : 근육이 수축되며 혈액순환이 좋아진다
  (갑자기 켜면 몸에 무리가 될 수 있으므로 천천히)
- 벽 짚고 팔굽혀펴기 : 오십견 예방 어깨 운동
  (상체만이 아니라 몸 전체가 올라갔다 내려오도록)
- 케겔 운동 : 항문이 아니라 회음부를 조여야 한다
- 무릎 사이에 휴대폰 끼우기 : 허벅지 근육 자극 운동
- 뒤꿈치 들기 : 혈액순환 운동

03 노화를 늦추고 오래 살려면 3가지를 기억하자

- 치매 예방하기
  1고, 머리를 많이 쓰고! 2고, 사람들을 많이 만나고! 3고, 근육을 키우고!
- 면역 관리로 염증 예방하기 : 체온을 유지하라
- 발효식품 챙겨먹기 : 효소가 풍부한 음식을 먹어라
- 근력 키우기 : 근력이 떨어지면 관절 질환이 늘고, 그러면 활동에 지장이 생겨 근력이 더
  떨어진다
- 소식하기 : 산화 자체를 줄여라

04 밥 먹고 나서 절대 하면 안 되는 것

- 과일은 식전에 먹든 식후에 먹든 상관 없다
- 식후 커피나 탄산음료는 식도의 괄약근에 영향 없다
- 식후 무리한 운동이나 목욕은 금물이다
- 식후 1~2시간의 긴 낮잠은 피하라

- 함께 먹으면 안 되는 음식들
  ① 토마토&설탕   ② 시금치&두부   ③ 장어&복숭아
  ④ 어패류&옥수수   ⑤ 오이&무   ⑥ 미역&파

05 면역력과 혈액순환을 위한 림프절 마사지

- 림프 : 면역과 깊게 관련이 있는 순환계의 일종
- 림프순환이 안 될 때 증상
  ① 만성피로   ② 부종 ③ 아침에 많이 나가는 체중
  ④ 겨드랑이를 만졌을 때 나타나는 통증이나 뻐근함
  ⑤ 자주 나타나는 염증과 가려움증
- 림프순환을 위해서는
  ① 혈액순환에 좋은 음식을 먹어라 : 등푸른 생선, 견과류, 청국장
  ② 기름직 음식은 피하라 : 고기, 설렁탕 등 탕류, 튀김류

06 탈모 부르는 잘못된 머리 감기 습관

- 탈모의 원인
  ① 유전과 호르몬
  ② 열과 스트레스
  ③ 영양과 숙면
- 탈모 예방 머리 감기 5단계
  1단계 : 미온수로 감기
  2단계 : 충분히 적시고 불리기
  3단계 : 샴푸 너무 많이 쓰지 않기
  4단계 : 기왕이면 저녁에 감기
  5단계 : 빨리, 차가운 바람으로 말리기
- 빗질로 두피 관리하기

07 아침에 일어나서 피해야 되는 습관

- 기상알람 5분, 10분씩 미루지 마라
- 아침엔 커피보다 물을 마셔라
- 이부자리를 정리하라
- 고탄수화물 식사를 멀리하라
- 아침에 커튼을 걷고 햇살을 받아라
- 기지개 켜라
- 뜨거운 물로 샤워하지 마라

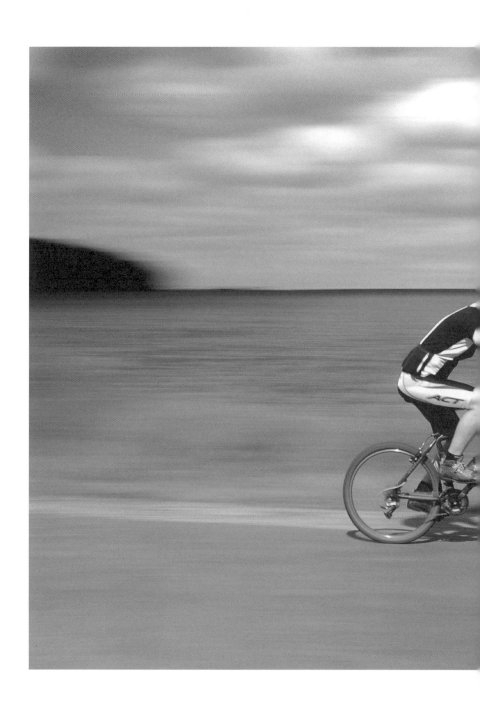

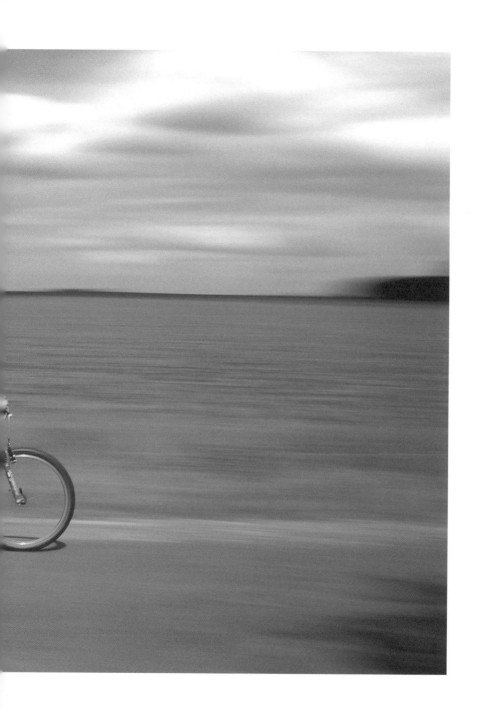

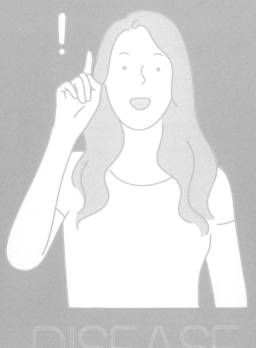

DISEASE

질병,
나에게 물어봐

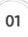

01

치매, 예방할 수 있을까?

열 가정 중에 한 가정에 치매 환자가 있다고 합니다. 그러나 치매라는 것을 정확하게 정의 내릴 수가 없는 게 현실입니다. 그러다 보니 더 애매하고 어렵고, 더 걱정이 됩니다. 치료보다는 예방이 좋습니다. 치매에 대해서 알아봅시다.

치매에 대한 오해

노인이 되면 누구나 걸린다. (X)

PART 3
·
질병

치매
예방

– 거짓입니다. 치매가 30대에도 나타나는 경우가 많아지고 있습니다.

치매는 알츠하이머를 가리킨다. (X)

– 치매를 영어로 알츠하이머라고 하는 것이 아닙니다. 치매의 종류는 굉장히 다양하고, 그중 가장 큰 비중을 차지하고 있는 질환이 알츠하이머입니다. 알츠하이머가 치매에 속해 있습니다.

치매 환자는 아무것도 모른다. (X)

– 치매 환자도 기억력은 다 가지고 있습니다. 특히 감정을 느끼고 표현하는 능력은 그대로 다 살아 있습니다. 오히려 상처를 받으면 마음에 담아두고 계속 이야기할 수도 있기 때문에 주의가 필요합니다.

치매는 간단한 검사로 알아낼 수 있다. (X)

– 거짓입니다. 다양한 방법과 여러 가지 검사를 거쳐서 최종적으로 주치의가 판단하여 치매로 확정짓습니다.

치매는 불치병이다. (X)

– 치매를 초기에만 발견하면 훈련을 통해서 악화를 예방하거나 또는 치료할 수 있습니다. 뇌는 우리 신체 기관 중에서 유일하게 늙지 않습니

다. 개발할수록 무한정으로 살아날 수 있습니다.

건망증이 심해지면 치매가 된다. (X)

– 잘못된 상식입니다. 순간적으로 잊어버렸지만 나중에 기억이 나는 것, 왜 그걸 했어야 되는지를 다 알고 있는 상황에서 그 순간 잊어버려서 하지 못하는 것을 건망증이라고 합니다. 치매는 본인이 했는데 왜 했는지를 전혀 모르는 것, 길을 가고 있는데 어디를 가고 있는지 잊는 것, 집을 가야 하는데 집으로 안 가고 엉뚱한 곳에서 헤매고 있는 것입니다.

부모가 치매면 그 자식들도 치매가 된다. (X)

– 유전자를 가지고 있다고 해서 모두 다 발현되는 건 아닙니다. 부모님이 치매가 있다고 해서 그 자식도 100% 치매에 걸리는 건 아닙니다. 환경을 잘 관리하여 유전자가 발현되지 않도록 할 수 있습니다.

건강기능식품은 도움이 되지 않는다. (X)

– 치매는 걸린 다음에 치료하기가 쉽지는 않습니다. 그렇지만 치매를 예방하기에 굉장히 도움이 되는 건강기능식품들은 얼마든지 있습니다.

TIP - 알츠하이머

치매를 일으키는 퇴행성 뇌 질환입니다. 뇌에서 만들어지는 아밀로이드라는 단백질과 타우라는 단백질로 인해 발병되는 치매입니다. 기억력, 언어기능, 판단력 등 인지기능 이상을 동반합니다.

치매 간단 진단법

아날로그 시계를 그립니다. 11시 10분을 그려보세요. 굉장히 쉬운 것처럼 보이지만 치매 환자들은 11시 10분을 잘 인지하지 못합니다.

먼저 첫째, 동그라미를 동그랗게 잘 그렸는가입니다. 치매 환자들은 동그라미도 제대로 못 그리는 경우가 굉장히 많습니다.

둘째, 시계 속에 1부터 12까지의 숫자를 균등하게 잘 배분했는가 봐야 됩니다. 치매 환자들의 경우 한쪽으로 몰아서 쓰거나 찌그러지게 그립니다.

셋째, 중요한 건 시침과 분침입니다. 치매 환자들은 11시 10분이라고 하면 바늘 하나는 11에, 또다른 하나는 10에 갖다 놓는 경우도 있습니다.

게임으로 알아보는 방법입니다.

1단계, 상대가 손가락 하나를 펴서 내면 손가락 2개를 펼쳐서 내야 합니다. 반대로 상대가 손가락 2개를 펼치면 손가락 1개를 내야 합니다. 바로바로 내야 합니다. 치매 환자들은 빨리하지 못하는 경우가 있습니다.

그 다음은 2단계로 넘어갑니다. 아까랑 동일하게 상대가 1을 냈을 때는 2를 내야 합니다. 그런데 상대가 2를 냈을 때는 주먹을 내는 것으로 바꿉니다. 이때 2를 내면 바로 주먹이 나와야 되는데, 이 전의 룰을 따라 1을 낸다거나 5를 낸다거나 내지 못하는 경우 치매기가 있는 것입니다.

가까운 보건소에 가면 더 구체적인 치매 진단을 무료로 받을 수 있습니다.

치매를 막는 먹거리

첫 번째, 물을 많이 마셔야 합니다. 치매 중에 흔한 것이 혈관성 치매입니다. 혈관성 치매는 뇌혈관 질환이 원인이 되어 발생하는 치매를 말합니다. 혈관이 막히는 가장 큰 이유는 걸쭉해지는 피입니다. 피를 묽게 만들어줄 수 있는 가장 쉬운 방법은 물을 자주 먹는 것입니다. 물은 한 번에 많이 마시는 것보다 조금씩 자주 많이 마시는 게 좋습니다.

두 번째, 여성의 경우 갱년기 제품을 챙겨 먹으세요. 이소플라본이 치매를 예방하는 데 탁월한 효과가 있는 것으로 밝혀져 있습니다. 이소플라본이 많이 들어 있는 콩, 칡을 먹는 것도 도움이 됩니다.

세 번째, 항산화 식품을 많이 챙겨 먹어야 됩니다. 치매 원인의 가장 대표적인 것이 활성산소입니다. 이 활성산소를 제거하는 데 필요한 것이 바로 항산화 식품입니다. 비타민C, 비타민E, 비타민A 등입니다. 직접적으로 치매 예방에 탁월한 기능을 가지고 있는 원료들이 있는데, 그중 하나가 은행잎 추출 분말입니다. 뇌혈관에 활력을 넣어주어서 혈액순환이 잘되게 합니다. 또 누구나 알고 있는 DHA도 꾸준히 섭취하면 좋습니다.

네 번째, 당질을 조심해야 합니다. 치매의 복병은 탄수화물입니다. 오히려 지방보다도 탄수화물이 치매에 치명적입니다. 탄수화물과 지방이 만나면 더 치명적입니다. 가장 대표적인 게 빵, 과자, 아이스크림, 케이크 등입니다. 당질도 많이 들어 있지만 지방도 굉장히 많이 들어 있습니다. 당질과 지방을 같이 섭취하는 일은 피하는 게 좋습니다.

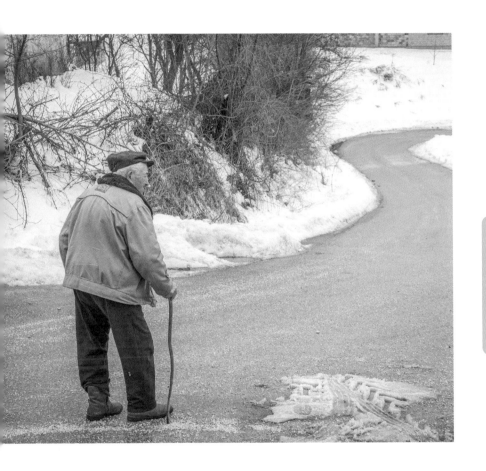

모든 병의 시작, 염증!

염증은 만병의 원인입니다.

모든 기관에서 생길 수 있는 염증이 발전되어 더 큰 질병으로 발전하는 경우가 많습니다.

염증은 온몸 어디에서든 일어난다

염증은 머리부터 발끝까지, 우리 몸 어디든 생길 수가 있습니다. 두피에 나타나는 지루성 피부염, 뇌에 뇌수막염, 눈에 각막염, 결막염, 눈 다

래끼, 귀에 중이염, 외이염, 내이염, 코에 비염, 부비동염, 잇몸에 치주염, 치은염…. 이밖에 후두염, 편도선염, 이하선염, 위염, 폐렴, 십이지장염, 간염, 관절염 등 모두 염증입니다.

염증의 원인 ① 외부의 침입

염증이 발생되는 원인 첫 번째는 외부로부터 바이러스나 박테리아가 침입해 들어오는 경우입니다. 가장 대표적인 게 바로 감기 바이러스입니다. 몸에 들어온 감기 바이러스 자체가 아니라 그로 인한 합병증 때문에 문제가 되는 것입니다. 예전에는 감기가 폐렴이 되는 경우도 많았고, 아직도 감기가 중이염이나 장염으로도 옮겨가는 경우는 많습니다. 이렇게 바이러스나 박테리아가 우리 몸 안에 들어오면 염증을 일으킵니다.

염증의 원인 ② 자가 면역 질환

두 번째 원인은 자가 면역 질환입니다. 자가 면역 질환은 몸의 면역체계가 스스로 몸을 공격하는 경우입니다. 자가 면역의 간단한 예를 들어보겠습니다. 배드민턴을 하루에 5시간씩 한 달 내내 쳐서 어깨가 아픕니다. 병원에 갔더니 어깨에 염증이 생겼다고 합니다. 부딪친 적도 없고 바

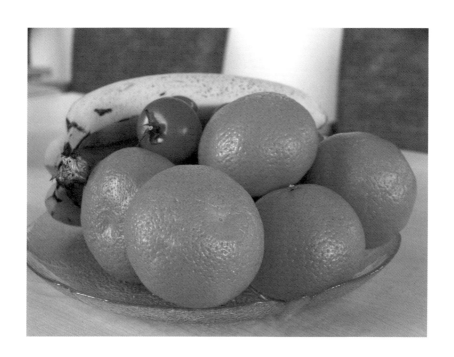

이러스도 침투하지 않았는데 왜일까요? 몸의 면역체계가 만든 것입니다. '팔을 이제 그만 써야 된다.'라는 사인입니다.

자가 면역은 몸을 보호하기 위한 안전장치인 것입니다. 이 안전장치가 고장 나서 문제가 되는 병을 자가 면역 질환이라고 이야기합니다.

염증에 도움이 되는 식품

염증은 초기에 잡는 게 중요합니다. 그래서 항생제, 소염제를 먹는 경우가 많습니다. 그러나 부작용과 내성이 있을 수 있는 것이 문제입니다. 한계가 있다는 것입니다. 염증에 도움이 되는 식품들로 다스리는 것이 바람직합니다.

첫 번째, 토마토입니다. 붉은 색을 띠는 라이코펜 성분이 들어 있습니다. 라이코펜은 항염 작용이 굉장히 뛰어난 것으로 알려져 있습니다. 특별히 심혈관 질환을 예방하는 데 뛰어나다고 알려져 있습니다. 남성의 전립선염에도 아주 탁월한 효과가 있다고 합니다.

두 번째, 오렌지입니다. 헤스페리딘이라는 성분도 항염 작용이 굉장히 뛰어납니다. 지방의 산패를 막아주고 지방을 녹여서 우리 몸 밖으로 배출해줍니다.

세 번째, 올리브 오일입니다. 올리브 오일은 불포화지방산이 다양하게 함유되어 있는 것으로도 알려져 있지만, 과거에는 상처를 치료할 때도 사용했습니다. 성경에서 상처를 치료하기 위해서 발랐다던 기름이 감람유인데, 이것이 바로 올리브유입니다. 올리브유도 염증을 가라앉히고 또 새살이 빨리 돋아날 수 있도록 세포 증식을 돕는 역할을 합니다.

네 번째, 크랜베리입니다. 크랜베리는 딸기과에 속해 있습니다. 우리나라의 산딸기와 비슷하게 생겼습니다. 항염 작용이 굉장히 뛰어납니다. 안토시아닌 성분이 있는데 강력한 항산화제로 알려져 있습니다. 심혈관 질환을 예방하는 데도 굉장히 도움이 된다고 합니다.

다섯 번째, 십자화과 채소입니다. 대표적인 게 바로 브로컬리와 청경채입니다. 항염 작용이 뛰어날 뿐만 아니라 해독 작용도 뛰어나 해독 주스 만들 때도 활용을 합니다. 비타민C와 철분을 비롯해서 다양한 파이토케미컬이 들어 있습니다.

여섯 번째, 염증을 가라앉히는 데 가장 탁월한 건강기능식품인 프로폴리스입니다. 프로폴리스는 천연의 항생제로 알려져 있습니다. 바이러스를 비롯한 박테리아가 가장 좋아하는 환경은 따뜻하고 습한 환경인데, 따뜻하고 습한 벌집이 세균과 바이러스에서 안전할 수 있는 이유가 바로 프로폴리스 때문이라고 합니다.

일곱 번째, 키토올리고당입니다. 항염 작용이 뛰어나기 때문에 상처에 키토올리고당을 바르는 경우도 있습니다.

03

우리가 손톱을 자세히 봐야 하는 이유

:

우리 몸은 끊임없이 신호를 보내고 있습니다. 문제는 우리가 신호를 이해하지 못하거나 무시하여 문제를 방치한다는 것입니다. 손톱에 나타나는 신호를 알아봅시다.

손톱을 보면 건강이 보인다

동양의학에서는 손톱을 근육으로 봅니다. 근육을 주관하는 기관은 간장이라고 이야기합니다. 단백질 대사가 이루어지는 곳입니다. 그렇기 때문에 손톱 건강과 단백질은 직결되어 있습니다. 적절하게 고급 단백질을 섭취해주는 게 손톱 건강을 유지하는 데 굉장히 큰 도움이 됩니다. 손톱의 여러 증상을 가지고 알아볼 수 있는 질환들이 있습니다.

TIP - 케라틴

손톱의 주성분은 단백질, 그중에서도 케라틴입니다. 케라틴이 충분히 손톱에 잘 공급되지 않으면 여러 가지 증상이 나타날 수가 있습니다. 케라틴을 구성하고 있는 성분 중에 하나가 엔아세틸글루코사민입니다. 엔아세틸글루코사민은 관절 연골과도 연관이 있고, 피부에 탄력을 주는 콜라겐을 만드는 성분이 되기도 합니다.

PART 3
·
질병

손톱 건강

손톱이 노래지거나 두꺼워진다면

손톱이 노래지거나 두꺼워진다면 손톱에 무좀이 생긴 것입니다. 보통 무좀은 발에 생기는 것이라고 생각하지만, 아닙니다. 무좀은 진균류라는 곰팡이이기 때문에 손에도 올라올 수 있습니다. 손톱무좀이라고 합니다. 이런 진균류는 관리하기가 어려운데, 치료가 된 듯해 보여도 재발이 반복됩니다. 진균류는 포자를 형성하기 때문입니다. 120도 이상의 온도에서 끓여도, 영하 40도로 얼려도 죽지 않습니다.

그러나 엄지발가락에 무좀이 있다고 해서 새끼발가락에도 무좀이 있는 선 아닙니다. 오른발에 무좀이 있다고 해서 왼발에도 생기는 것은 아닙니다. 즉, 무좀균이 있어도 무조건 무좀이 만들어지는 것은 아닙니다. 면역이 약화되면 곰팡이가 자라나서 문제를 일으키는 것입니다. 평상시에 면역 관리, 위생 관리가 필수입니다.

쉽게 손톱이 부러진다면

손톱은 대부분 단백질로 구성되어 있습니다. 그래서 단백질이 부족하면 쉽게 부러질 수 있습니다. 고급 단백질을 적절하게 섭취하는 게 중요합니다. 단백질을 먹을 때는 비타민C와 같이 먹는 게 도움이 됩니다. 비타민C는 콜라겐과 단백질을 유지하는 데 도움을 주기 때문에 더 맨들맨들하고 튼튼한 손톱을 만드는 데 도움이 될 수 있습니다.

손톱이 푸석푸석하고 윤기가 나지 않는다면

손톱이 푸석푸석하고 갈라지거나 윤기가 없다면 갑상선 질환이나 빈혈을 의심해볼 수 있습니다. 물론 추운 겨울이나 건조한 공간에서는 손톱이 마를 수 있습니다. 그러나 따뜻한 계절에도 이런 증상이 계속되면 갑상선기능저하증이 아닌지 병원에 가볼 필요가 있습니다. 몸의 대사가 과도하게 활발해지는 것과 연관이 있는 것으로 추측됩니다.

손톱에 세로줄이 있다면

비타민과 미네랄이 부족하지 않는지를 의심해봐야 합니다. 주로 과일이나 채소를 많이 섭취하지 않는 경우에 나타납니다. 간은 우리 몸의 화학공장이라고 합니다. 엄청나게 많은 대사가 일어나는데 그럴 때 꼭 비타민과 미네랄이 필요합니다. 그런데 비타민과 미네랄이 부족할 때 간은 손톱으로 신호를 보내는 것입니다.

손톱에 물결무늬가 있다면

몸에 염증이 많은 경우에 나타나기가 쉽습니다. 특별히 류마티스성 질환이 일어나는 경우에도 나타날 수 있는 현상입니다. 염증성 관절염의 전조 증상일 수도 있으므로 꼭 가까운 병원에 찾아가보기를 바랍니다. 혹은 불규칙적인 식사나 영양 불균형, 수분 부족으로 일어나는 증상일 수도 있습니다.

손톱에 가로줄이 생긴다면

아주 극심한 스트레스를 받는 경우, 면역력이 굉장히 많이 낮아진 경우입니다. 스트레스를 줄이고 잘 챙겨먹고 푹 쉬는 것이 좋습니다. 급격하게 노화가 발생될 수가 있기 때문에 항산화 식품들을 챙겨 먹는 것도 도움이 됩니다.

손톱의 색이 창백하다면

손톱은 전체적으로 약간 선홍색을 띄고 있는 게 정상적입니다. 그런데 유난히 손톱 색깔이 창백해 보인다면 빈혈이나 저혈압을 의심해봐야 됩니다. 현기증, 어지럼증, 약간의 두통을 동반할 수 있습니다. 철분제와 단백질을 충분히 섭취해야 합니다. 물론 노화가 진행되며 생길 수 있는 자연스러운 현상이기는 하지만 다른 질환이 있음을 나타내는 증상일 수 있으므로 주의깊게 봐야겠습니다.

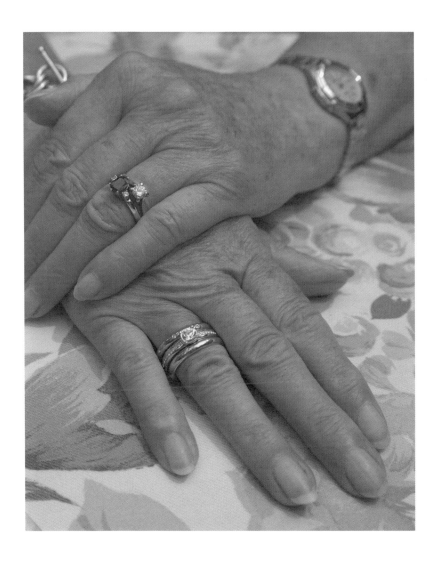

04

부작용 없이 쉽고 확실하게 당뇨 예방하는 법

∙
∙
∙

당뇨가 병이 아니라 증상인 것, 알고 있었나요?

당뇨가 무서운 이유는 당뇨 자체가 아니라 합병증 때문입니다.

당뇨 환자가 늘고 있다

불과 몇 년 전까지만 해도 우리나라 인구의 열 명 중에 한 명 정도가 당뇨였습니다. 최근에는 다섯 명 중에 한 명으로 거의 두 배쯤 높아졌습니다. 이제는 주변에서 당뇨 약 먹는 사람들을 흔하게 볼 수 있을 정도입니다. 또한 예전에는 나이가 들어서 걸리는 병이라고 생각했는데, 점점 연령대가 낮아지고 있습니다. 30대, 40대에도 당뇨 약을 먹는 사람이 있습니다.

당뇨 자체의 문제로 입원하는 경우는 많지 않습니다. 그러나 여러 가지 합병증을 유발하기 때문에 치료하고 관리하는 데 들어가는 비용이 암보다 더 많습니다. 이제 실질적으로는 암만큼 심각하게 생각해야 될 질병이 바로 당뇨입니다.

당뇨 관리법 ① 1일 6식을 하라

'당뇨병은 밥을 많이 먹으면 안 되는 것 아닌가?' 맞습니다. 밥을 한 번에 많이 먹지 말고 조금씩 나눠 먹어야 합니다. 근본적으로 혈당을 높이는 원료를 줄이면 먹을 때마다 100%를 흡수한다고 해도 혈당이 갑자기 올라가는 일은 없습니다.

하루에 세끼 먹는 양을 반으로 나누어 여섯 끼로 먹는 것을 권장합니다. 줄이는 게 좋더라도 반 공기씩 세끼는 안 됩니다. 몸에 필요한 기본 칼로리가 있는데 그것을 채우지 않으면 폭식을 하는 경우가 생깁니다.

실제로 여섯 끼를 모두 밥으로 먹을 수는 없습니다. 기본적으로 세끼는 밥을 먹되 나머지는 간식을 먹는 것도 방법입니다. 과자나 빵 종류 말고 가급적이면 식이섬유가 풍부한 채소 위주, 단백질 위주로 먹는 것을 추천합니다.

아침 식사 때 식사 양을 반으로 줄이고, 10시쯤 간식을 먹고, 1시쯤 점심식사를 하고, 4~5시에 간식, 그리고 7~8시에 저녁을 먹는 것입니다. 그러면 체중 조절 및 유지에도 도움이 될 수 있습니다.

당뇨 관리법 ② 식이섬유를 섭취하라

당이 천천히 올라갈 수 있도록 관리해야 합니다. 당을 천천히 올라가게 하는 일등공신은 식이섬유입니다. 흡착 능력이 굉장히 뛰어나기 때문에 당을 붙잡아서 금방 흡수되지 않도록 해줍니다. 혈당이 급격하게 올라가는 것을 막아주는 것입니다.

식이섬유가 많은 어떤 식품도 괜찮습니다. 고구마가 당뇨에 좋다 안 좋다 이야기가 많지만, 중요한 것은 고구마 안에 식이섬유가 얼마나 있는가, 그것을 얼마나 활용할 수 있는가라는 것을 기억해야겠습니다.

TIP - 동물성 식이섬유

식이섬유는 식물에만 있는 것으로 오해를 하지만, 동물성 식이섬유도 있습니다. 대표적인 것이 키토산, 키토올리고당입니다. 혈당을 높이는 것을 막아주는 기능이 있습니다. 키토산은 대표적으로 게, 새우 등의 갑각류에 많이 들어 있습니다.

당뇨 관리법 ③ 당을 빨리 소비하라

이미 흡수되어 있는 당을 빨리 소비하는 것입니다. 당을 가장 쉽게 소비할 수 있는 방법은 운동입니다. 그래서 당뇨 환자들에게 운동을 많이 권합니다. 그러나 운동을 잘못하면 오히려 저혈당이 올 수가 있기 때문에 주의가 필요합니다. 그렇다면 당뇨 환자분들은 운동을 언제 하는 게 좋을까요? 식사를 마치고 나서 30분이 지나면서부터 급격하게 혈당이 올라가기 시작합니다. 이때 멈출 수 있도록 소비를 해버려야 합니다.

식사 후 30분 이후부터, 30분에서 1시간 동안의 운동을 권장합니다. 너무 과격하거나 긴 시간 운동이 아니라 가벼운 산책, 줄넘기 등이 좋습니다. 근력 운동보다는 유산소 운동 위주로 합니다. 당이 들어 있는 식품을 섭취했다면 바로 움직이는 것이 중요합니다.

당뇨 관리법 ④ 물을 많이 마셔라

당을 빨리 소비하는 것도 중요하지만 소비되지 않고 남아 있는 당을 배출해내는 것도 중요합니다. 원래 소변으로 당이 배출되면 안 되지만, 당뇨가 있다면 소변으로 당을 배출하는 것이 당연한 현상입니다. 일단 물을 많이 마시면 피가 희석되어 끈적거리지 않게 되고, 소변을 통해서 당을 배출하는 데도 도움이 됩니다.

그러나 물 역시 한 번에 많이 먹는 것은 위험할 수 있습니다. 혈중 나트륨 농도가 낮아져 두통, 구역질, 현기증 등의 증상이 나타날 수도 있습니다. 조금씩 자주 많이 마셔야 합니다.

당뇨 관리법 ⑤ 당 대사를 촉진하라

당 대사를 촉진해서 몸 안에서 소비해낼 수 있도록 유도하는 것도 중요합니다. 대사를 주관하는 가장 대표적인 것들이 비타민과 미네랄입니다. 당뇨가 있다면 특히 비타민과 미네랄을 잘 챙겨 먹어야 합니다. 특히 당 대사에 직접적으로 영향을 미치는 비타민B군은 효모, 달걀, 돼지고기에 풍부하게 들어 있습니다. 또한 미네랄 중에서도 아연이 많이 들어 있는 식품을 적극적으로 챙겨먹어야 합니다.

당뇨 환자는 인슐린 분비 자체도 떨어질 뿐만 아니라 인슐린의 활동 능력이 떨어지는데, 인슐린을 만들어내는 원료가 바로 아연이기 때문입니다.

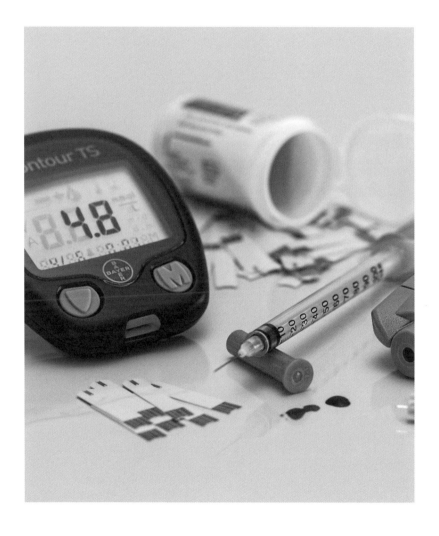

05

잇몸병을 사라지게 하는 법

세계적으로 가장 흔한 질환이 뭘까요?

감기? 고혈압? 심혈관 질환?

바로 잇몸 질환입니다.

잇몸 질환의 종류

첫 번째, 치은염입니다. 치은염은 잇몸 자체에 염증이 발생하는 것입니다. 구강 상태가 불량하거나 당뇨가 있을 때 많이 나타납니다.

두 번째, 치주염입니다. 치아를 받쳐주는 지지대에 염증이 생기는 것입니다. 의외로 그 원인은 흡연인 경우가 굉장히 많습니다. 당뇨일 경우에도 나타나기가 쉽습니다.

세 번째, 잇몸 퇴축입니다. 잇몸 자체가 소실되어 이 뿌리가 보여지는 것입니다. 이가 시리다고 이야기하는 것이 잇몸 퇴축의 증상입니다. 주로 40대 이후에 많이 나타납니다. 칫솔질을 오래하거나 과도하게 하여 잇몸이 소실되는 경우가 흔합니다.

네 번째, 잇몸 비대입니다. 잇몸 자체가 부어 있는 상태입니다. 주 원인은 구강 상태 불량입니다.

다섯째, 치조와입니다. 이를 뽑고 나서 그 잇몸에 염증이 생기는 것입니다. 원인은 흡연 또는 장기간 경구피임약 복용입니다.

잇몸 질환 관리가 왜 중요할까?

잇몸 질환 관리가 왜 중요할까요? 나이가 먹으면 이가 빠지는 게 당연할까요? 아닙니다. 나이가 들어서 이가 빠지는 가장 큰 이유는 바로 잇몸 질환입니다. 잇몸 질환이 발생하게 되면 염증이 생깁니다. 염증이 생기면 자꾸 잇몸이 붓고, 부었다가 가라앉았다를 반복하면서 잇몸이 점점 헐거워집니다. 그러면 이가 흔들리고 쉽게 이가 빠지게 되는 것입니다. 칼슘이나 골다공증과는 전혀 관계가 없습니다. 이 자체를 튼튼하게 하기보다는 잇몸 관리를 튼튼하게 하는 게 훨씬 중요합니다.

염증을 막는 항산화 제품 먹기

이렇게 다양한 명칭의 질환으로 구분되어 있긴 합니다만 모두 염증과 연결되어 있습니다. 근본적으로 염증을 발생시키는 가장 큰 원인 중에 하나가 바로 활성산소입니다. 항산화 작용을 하는 비타민A, 비타민C, 비타민E 섭취가 중요합니다. 이러한 항산화 비타민은 혈관 자체도 튼튼하게 해주기 때문에 잇몸 질환을 관리하는 데도 아주 큰 도움이 될 수가 있습니다. 녹차에 들어 있는 카테킨 성분도 강력한 항산화 역할을 합니다.

잇몸에 아주 많이 분포하고 있는 성분 콜라겐은 잇몸의 탄력을 유지해줄 뿐만 아니라 든든한 지지대 역할을 해줍니다. 40대 이후가 되면 콜라겐 성분을 합성해내는 능력 자체가 떨어지기 때문에 절대적으로 콜라겐 섭취에 신경을 써야 합니다.

잇몸 관리를 위한 칫솔질

잇몸 관리에서 중요한 것 중에 하나가 바로 칫솔질입니다. 우선 치약을 많이 사용하는 게 좋은 것은 아닙니다. 거품이 많이 나야 좋은 것 같지만 그렇지 않습니다. 또한 치아 사이사이까지 꼼꼼하게 닦아야 합니다. 그리고 물로 헹구어내고 나서 칫솔을 씻고, 치약이 없는 칫솔로 한 번 더 양치를 해야 합니다. 입에 남아 있는 치약을 제거하기 위해서입니다. 물론 혀도 잘 닦아내야 합니다.

또한 칫솔질은 단순하게 이를 닦아내는 역할만 하는 게 아니라 잇몸을 마사지하는 데도 큰 역할을 합니다. 그렇기 때문에 이중모로 된 칫솔을 권장합니다. 이중모는 짧은 모와 긴 모가 함께 들어 있는 것입니다. 짧은 모는 치아를, 긴 모는 잇몸을 관리하는 데 쓰입니다.

또 너무 자주 양치질을 하거나 또 너무 과도하게 하면 잇몸 퇴축, 즉 잇몸이 소실되는 경우가 발생할 수가 있기 때문에 주의가 필요합니다.

충치와 잇몸 질환은 별개인가?

둘은 엄밀하게 보면 별개이긴 합니다만 충치의 원인 중에 하나가 잇몸

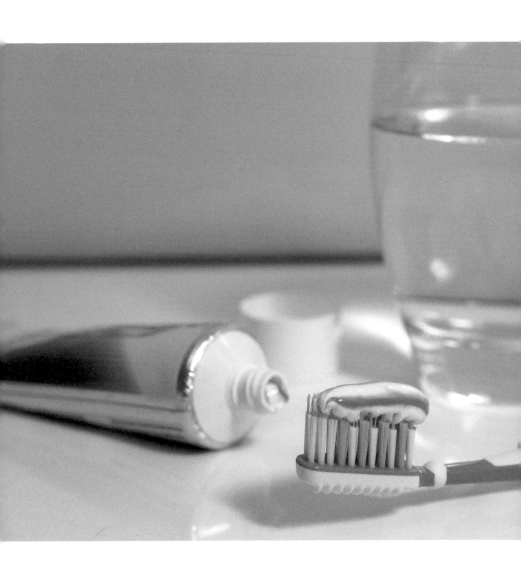

질환일 경우가 많습니다. 치아를 감싸고 있는 잇몸이 헐거워지면 그 사이사이로 여러 가지 음식물 찌꺼기가 들어가게 되고, 그로 인해 산이 발생되면 치아가 손상을 입어 충치가 발생할 수 있습니다.

치약보다는 칫솔질을 잘해야 한다

일반적으로 치약을 많이 짜서 써야지 양치가 잘된다고 생각하지만, 아닙니다. 치약이 입 안을 닦아내는 데 공헌하는 비율은 채 30%가 안 됩니다. 가장 중요한 건 양치질입니다.

보통 333법칙을 이야기합니다. 식후 30분 이내, 하루에 3번, 3분, 그러나 중요한 것은 방법 자체입니다. 치아 사이사이와 잇몸까지 꼼꼼하게 시간을 들여 닦아내는 것이 중요합니다.

소금 양치가 좋을까?

소금이 가지고 있는 살균력이 있습니다. 입 안의 PH를 조절해서 여러 가지 균이 번식하지 못하도록 억제해주고, 삼투압 작용으로 세균의 물질대사가 일어나지 못하도록 블로킹하여 세균이 더 이상 자라지 못하거나 생존하기가 어려운 환경으로 만들어줍니다. 일반적인 양치를 한 뒤 소금물로 입을 헹궈주기만 해도 소독 효과를 얻을 수 있습니다. 단, 너무 굵은 입자로 히게 되면 잇몸에 상처가 나거나 치아 표면을 마모시킬 수 있기 때문에 주의해야겠습니다.

치약의 비밀

치약에는 연마제가 들어 있습니다. 쉽게 얘기하면 치약 대부분의 성분은 돌가루입니다. 여러 가지 물질들을 닦아낼 수 있도록 하기 위해서입니다. 그러나 연마제가 많이 함유된 제품을 아침 저녁으로 과도하게 사용하면 치아가 마모되어 이 시림 현상이 생길 수도 있습니다.

그리고 치약으로 양치를 하다 보면 거품이 나옵니다. 바로 세제입니다. 때를 빼내기도 하고 또 기름기도 제거를 합니다. 계면활성제입니다. 문제는 이런 계면활성제를 충분히 헹구어내지 않으면 오히려 입이 마를 수가 있다는 것입니다. 그리고 입을 보호하는 층이 마르면 보호막이 없어져서 오히려 세균이 더 많이 번식할 수 있는 환경이 될 수 있다는 단점도 있습니다.

TIP - 입냄새의 원인

입냄새의 원인 70% 이상은 입 안이 아니라 위에 있습니다. 위암의 원인인 헬리코박터균에 감염되거나, 위산의 역류 혹은 과다 분비가 일어나면 입냄새가 날 수 있습니다. 위산과 함께 음식물 찌꺼기가 역류할 수 있기 때문입니다. 과식이나 소화불량으로 나타나는 입냄새는 잠깐의 증상일 뿐, 금방 없어집니다.

PART 3
·
질병
잇몸 건강

06

목에 낀 가래 없애기

●
⋮
●

목에 걸린 듯, 나올 듯 말 듯 답답하게 하는 가래!

감기에 걸리면 왜 가래가 생기는지, 감기도 아닌데 왜 가래가 생기는지, 어떻게 가래를 없애고 예방할 수 있는지 알려드립니다.

가래가 생기는 이유

가래는 우리 몸속에 있는 노폐물이 빠져나가는 한 가지 방법입니다. 공기 중에도 우리가 알 수 없는 여러 가지 이물질들이 있는데, 그런 이물질들이 기관지를 통해서 들어갈 때 기관지에 아주 작은 섬모들에 의해 걸러집니다. 이런 것들을 밀어내면서 만들어지는 것이 가래입니다.

흰 가래와 노란 가래의 차이

가래는 모든 사람들에게서 나올 수 있는데, 빈도가 얼마나 잦은가, 양이 얼마인가의 차이는 있습니다. 아무 문제없이 만들어지는 것이 약간 투명한 가래입니다. 그런데 노르스름한 가래가 나올 때가 있습니다. 원인은 두 가지입니다.

첫 번째는 몸에 염증기가 있을 때, 특히 코에 염증이 생겼을 때는 노란 가래가 많이 나올 수밖에 없습니다. 코와 기관지는 연결되어 있어서 호흡계라고 이야기합니다. 코로 숨을 쉬면서 1차적으로 코털을 통해 이물질이 걸러집니다. 2차적으로는 코 안의 끈적끈적한 점막으로 걸러집니다. 이렇게 걸러진 이물질들은 비강에 있다가 코를 통해 위로 넘겨 해결합니다. 그런데 이것이 순환되지 않으면 비강에 쌓여 염증이 발생합니다. 이것을 부비동염, 비염이라고 합니다.

이런 사람들의 경우, 이렇게 쌓인 노폐물이 코를 통해 목으로 넘어갑니다. 끈적끈적한 노폐물은 식도와 기도 사이에 걸려 있다가 뱉어지게 되는데, 이것이 노란 가래입니다.

두 번째는 몸에 열이 생겼을 때입니다. 감기 바이러스가 몸 안에 들어오면 염증을 일으킬 가능성이 굉장히 높아집니다. 염증이 생기면 노란 가래가 생길 수 있습니다. 또한 감기에 걸리면 열이 납니다. 대사가 원활하지 않게 되어 노폐물이 더 많이 쌓일 수밖에 없습니다. 그래서 노폐물들이 좀 더 진하게 농축되어 나오는 경우가 많습니다. 몸이 회복될수록 가래는 점점 드물어지고 색도 정상적으로 돌아옵니다.

TIP - 흡연과 가래

담배에는 니코틴과 같은 유해한 물질 외에 엄청나게 많은 미세먼지가 들어 있습니다. 미세먼지는 섬모에 걸러져서 가래가 됩니다. 담배를 피우면 침도 많이 뱉게 되는데, 담배에 미세먼지가 있기 때문입니다.

가래 없애는 법

가래가 너무 심할 경우에는 어떤 음식이나 방법만으로는 부족할 수가

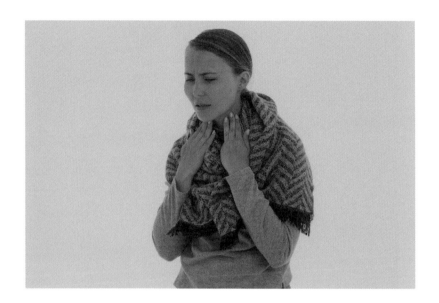

있습니다. 그럴 때는 병원에서 거담제와 같은 약의 도움을 받는 것을 권장합니다. 평상시에 너무 심하지 않다면 따뜻한 물을 수시로 먹는 것도 가래를 줄이는 데 굉장히 큰 도움이 될 수가 있습니다. 박하사탕이나 껌, 매운맛이 나는 음식을 먹는 것도 도움이 됩니다.

가래가 생길 때는 흰색 음식 먹기

하얀색의 음식을 먹는 것도 도움이 될 수가 있는데 가장 대표적인 것이 바로 배입니다. 배는 기관지, 호흡기 쪽에 좋고 가래를 삭여주는 데도 도움이 됩니다. 도라지도 좋습니다. 객담을 없애주고 폐 기운을 좋게 해준다고 합니다. 무에도 가래를 삭여주는 성분이 많습니다.

배에 가스가 차는 이유, 변비가 생기는 이유

하루에 방귀를 몇 번 정도 뀌는 게 정상일까요? 하루에 10번 정도 방귀를 뀌는 게 정상이라고 합니다. 방귀는 왜 나올까요? 그리고 변비는 왜 생길까요?

방귀가 나오는 이유

빨리 밥을 먹는 사람들의 특징은 음식을 잘 씹지 않고 삼킨다는 것입니다. 그런데 음식을 먹을 때 꼭꼭 씹어 먹는 것이 굉장히 중요합니다.

입에서부터 충분히 소화가 되지 않으면 나중에 장내 미생물들에 의해서 분해를 해야 하기 때문입니다. 그러면 그 과정에서 가스가 만들어지고 방귀가 나오게 됩니다. 방귀는 장내의 미생물들이 번식을 하면서 만들어 내는 가스입니다. 가장 대표적인 게 메탄, 수소, 이산화탄소입니다.

방귀를 만드는 음식들

장내 미생물들이 특별히 좋아하는 성분들이 있습니다. 대부분 단순당, 젖당 등의 당입니다. 당이 함유된 식품 중 대표적인 것이 우유입니다. 우유에는 젖당이 들어 있는데, 젖당이 충분히 분해되지 않으면 미생물에 의해 분해가 일어나 가스가 많이 발생합니다.

TIP - 유당불내증

우유를 마시면 배가 아프고 설사를 하는 사람들의 경우 유당불내증일 수도 있습니다. 몸에서 젖당을 분해하는 효소가 충분히 나오지 않아 가스가 발생되고 설사를 유도하는 경우입니다. 질환은 아니기 때문에 우유를 조금씩 꾸준히 섭취하시면 그 효소가 나오기 시작하기 때문에 증상이 멈출 수도 있습니다.

또 다른 식품으로는 콩이 있습니다. 트립신인히비터(trypsin inhibitor)

라는 물질 때문입니다. 원래 위에서는 트립신이라는 효소가 나와서 단백질을 분해합니다. 그런데 트립신인히비터는 이 과정을 방해합니다. 그래서 결국 장에서 분해하면서 가스가 발생합니다. 덜 익은 콩을 먹는 경우 배앓이를 하고 설사를 하는 이유가 이것입니다.

양배추, 양파, 브로콜리, 피망도 가스를 많이 발생시키는 대표적인 식품입니다. 흔히 먹는 합성 감미료가 많이 들어 있는 음료, 탄산음료도 장에서 가스를 많이 발생시킵니다.

커피 마실 때 먹는 시럽이 대부분 다 옥수수로 만들어져 있는데, 콘 시럽이라고 합니다. 이것도 방귀를 많이 만들어내는 원인이 될 수 있습니다. 옥수수도 소화가 잘 되지 않는 가장 대표적인 곡물 중에 하나입니다. 옥수수를 잘 씹지 않고 삼키면 그대로 똥으로 나오기도 하는데, 그 정도로 소화가 잘 되지 않습니다. 이 옥수수도 미생물이 아주 좋아하는 성분이 됩니다.

왜 어떤 날은 유독 방귀 냄새가 심할까?

황이 많이 들어 있는 식품을 먹었을 때 그런 현상들이 나타납니다. 유황이 많이 들어 있는 식품에는 달걀, 무, 마늘, 양파 등이 있습니다. 생선, 육고기를 많이 먹은 때는 암모니아 냄새가 나게 되는데, 생선이나 육류의 단백질이 분해되면서 나오는 암모니아 가스 때문입니다.

자주 뀌는 게 몸에 안 좋을까?

방귀를 자주 뀌는 것이 꼭 나쁜 것은 아닙니다. 일반적으로는 문제가 되지 않습니다. 하지만 방귀를 참는 것은 건강에 좋지 않습니다. 방귀를 참으면, 가스가 장내에서 흡수되어 혈액을 타고 돌 수가 있습니다. 심한 경우에는 뇌로 가서 두통이 생기는 등 영향을 미칠 수 있습니다.

특별한 경우이기는 합니다만 너무 방귀를 자주 뀐다거나 아니면 냄새가 너무 지독한 경우라면 장에 문제가 있을 수도 있으니 병원에 가보는 게 좋습니다. 가장 대표적으로 과민성 대장 증후군, 장염의 경우가 있습니다.

변비란?

소화 관련해서 많은 사람들을 괴롭히는 질환이 있습니다. 바로 변비입니다.

마요네즈 통을 보면 구멍이 별모양으로 뚫려 있습니다. 그런데 만약 마요네즈를 잘못 보관해서 마르게 됐다면, 짤 때 별모양으로 잘 나올까요? 그렇지 않습니다. 변비도 마찬가지입니다. 평소에 정상적인 상태라면 바나나 형태의 변이 나올 테지만, 장 속에서 말라버리면 잘 나오지 않게 됩니다. 이렇게 대장에서 급격하게 수분을 흡수해서 대변이 말라 나오지 못하고 굳어지는 현상을 변비라고 합니다.

물과 식이섬유는 왜 변비에 좋을까?

변비를 해결하기 위해서 가장 먼저 해야 할 일은 물을 많이 마시는 것입니다. 그런데 물을 많이 마시기만 하면 소변으로 빠져나가버립니다. 그래서 물을 장 속에 붙잡아둘 수 있는 것이 필요합니다. 바로 식이섬유입니다. 소화되지 않고 장까지 내려간 식이섬유는 흡착 능력이 뛰어나 물을 잡아둬 변이 마르지 않게 돕습니다. 그래서 식이섬유를 먹으면 변을 편안하게 볼 수 있습니다. 고구마, 다시마, 미역 등에 많습니다.

TIP - 식이섬유의 흡착 능력

식이섬유는 물만 흡착하는 게 아니라 지방도 흡착합니다. 콜레스테롤, 당을 붙잡아서 배출시키기 때문에 비만, 당뇨 환자들에게 좋습니다.

기름진 음식이 변비에 좋다

항문 주위에는 윤활유 역할을 하는 성분이 분비되는 기름샘이 있습니다. 그렇기 때문에 적절한 지방 섭취는 변비를 예방하는 데 도움이 됩니다. 남성들이 군대에 가면 없던 변비가 생깁니다. 평상시 먹던 음식보다 기름기가 빠지기 때문입니다.

지방이 적절하게 들어왔을 때 담즙이 잘 분비가 됩니다. 담즙 분비는 배변 활동과 연관이 있습니다. 그래서 기름진 음식을 먹는 것이 변비를 예방하는 데 도움이 될 수 있습니다. 그렇기 때문에 다이어트를 할 때에도 불포화지방산을 적절하게 섭취하는 것이 좋은 것입니다.

TIP - 화장실에 오래 앉아 있어도 될까?

화장실에 오래 앉아 있으면 변비가 생긴다는 말은 거짓입니다. 원래 대변을 보는 데는 1분이 채 걸리지 않습니다. 오래 앉아 있다고 해서 변이 더 많이 나오는 건 아닙니다.

변비 예방엔 유산균!

변비를 예방하거나 또 개선하는 데 도움이 되는 게 유산균입니다. 유산균이 장을 건강하게 만든다고 알려져 있지만, 아닙니다. 장 내에 세균 수가 늘어나서 화장실을 잘 가게 되는 것입니다. 유산균이 들어와도, 상한 음식을 먹어 대장균이 들어와도 마찬가지입니다.

그렇다면 유산균을 꾸준히 먹다 보면 계속해서 변비 개선에 도움이 될까요? 어느 시점 이후로는 많은 도움을 받지 못할 수 있습니다. 왜냐하면 유산균이 장에 자리를 잡으면 그 이후로는 숫자가 급격하게 늘어나지 않기 때문입니다.

TIP - 매운 음식

동양의학에서는 매운맛이 대장에 영향을 미친다고 합니다. 매운맛을 내는 캡사이신 성분이 위와 소장에서 흡수되지 않고 대장까지 가서 자극을 주기 때문에, 장에서 충분히 소화 흡수하지 못했는데도 대변이 나오게 됩니다.

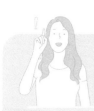

질병 한눈에 보기

01 치매, 예방할 수 있을까?

- **치매에 대한 오해**
  노인이 되면 누구나 걸린다. (X)
  치매는 알츠하이머를 가리킨다. (X)
  치매 환자는 아무것도 모른다. (X)
  치매는 간단한 검사로 알아낼 수 있다. (X)
  치매는 불치병이다. (X)
  건망증이 심해지면 치매가 된다. (X)
  부모가 치매면 그 자식들도 치매가 된다. (X)
  건강기능식품은 도움이 되지 않는다. (X)
- **치매를 막는 식습관**
  ① 물 많이 마시기
  ② 항산화 제품 챙겨먹기
  ③ 당질 섭취 조심하기

02 모든 병의 시작, 염증!

- **염증의 원인**
  ① 외부의 침입
  ② 자가 면역 질환
- **염증에 도움이 되는 식품**
  토마토, 오렌지, 올리브 오일, 크랜베리, 십자화과 식품, 프로폴리스, 키토올리고당

03 우리가 손톱을 자세히 봐야 하는 이유

- 노래지거나 두꺼워지는 손톱 : 손톱무좀
- 쉽게 부러지는 손톱 : 단백질 부족
- 푸석푸석하고 윤기가 없는 손톱 : 갑상선 질환, 빈혈
- 세로줄이 있는 손톱 : 비타민, 미네랄 부족
- 물결무늬가 있는 손톱 : 염증, 영양 불균형
- 가로줄이 있는 손톱 : 극심한 스트레스, 면역력 저하
- 창백한 손톱 : 빈혈, 저혈압

04 부작용 없이 쉽고 확실하게 당뇨 예방하는 법

- 당뇨의 진짜 무서운 점은 합병증이다
- 젊은 당뇨 환자가 늘고 있다
- 당뇨 관리법
  ① 1일 6식을 하라　　② 식이섬유를 섭취하라
  ③ 당을 빨리 소비하라　④ 물을 많이 마셔라
  ⑤ 당 대사를 촉진하라

05 잇몸병을 사라지게 하는 법

- 잇몸 질환의 종류
  ① 치은염 : 잇몸에 생긴 염증
  ② 치주염 : 치아를 받쳐주는 지지대에 생긴 염증
  ③ 잇몸 퇴축 : 잇몸의 소실
  ④ 잇몸 비대 : 잇몸이 붓는 현상
  ⑤ 치조와 : 이를 뽑고 난 후 잇몸에 생기는 염증
- 잇몸 질환은 염증이다
- 꼼꼼하게 칫솔질하라

06 목에 낀 가래 없애기

- 가래는 몸속에서 노폐물이 빠져나가는 하나의 방법
- 흰 가래 : 아무 문제 없이 만들어지는 가래
- 노란 가래 : 몸에 염증기가 있을 때, 몸에 열이 생겼을 때
- 따뜻한 물을 수시로 마시면 가래를 없애는 데 도움이 된다
- 무, 배, 도라지 등 챙겨먹기

07 배에 가스가 차는 이유, 변비가 생기는 이유

- 방귀 : 장내의 미생물이 번식하면서 만들어내는 가스
- 당이 함유된 음식이 방귀를 만든다
  (우유, 콩, 양배추, 양파, 브로콜리, 피망, 탄산음료, 콘 시럽 등)
- 황이 함유된 식품을 먹으면 방귀 냄새가 심해진다
- 일반적으로 방귀를 자주 뀌는 것이 문제가 되진 않지만, 정도가 심한 경우 장에 문제가 있을 수도 있으니 검사를 받아봐야 한다
- 변비 : 대장에서 급격히 수분을 흡수해 대변이 말라 나오지 못하고 굳어지는 현상
- 물과 식이섬유, 유산균이 변비에 좋다
- 적절한 지방 섭취는 변비에 도움이 된다

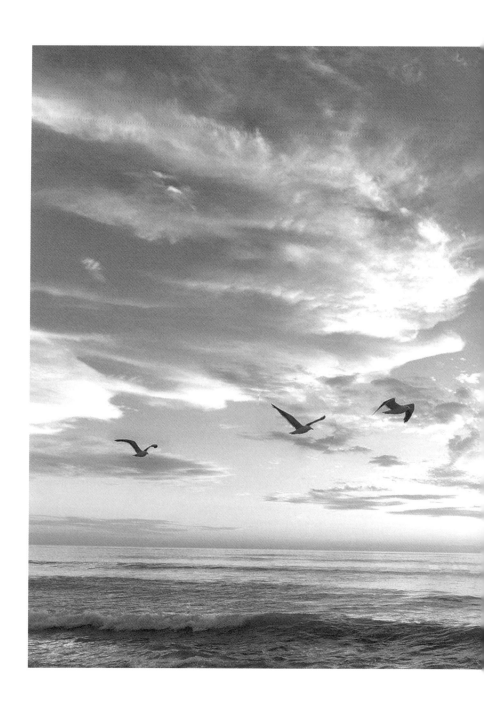

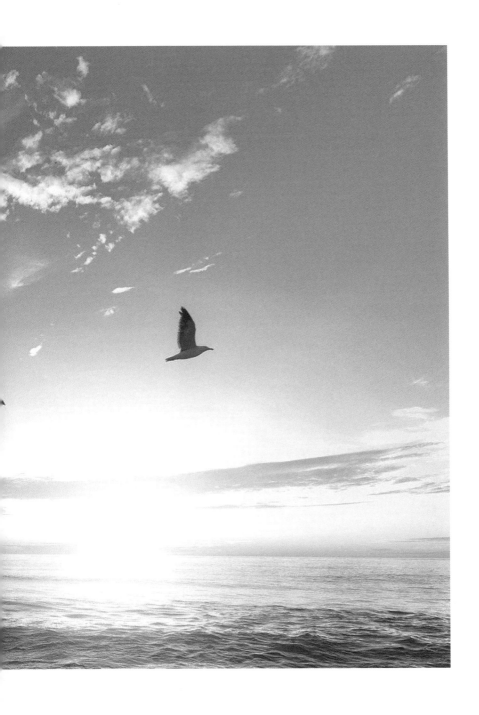

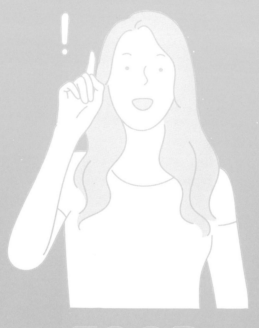

FOOD

음식,
나에게 물어봐

01

달걀과 찰떡궁합인 음식은 무엇?

• • •

식탁에서 빠지면 아쉬운 음식, 달걀입니다. 달걀에 대한 진실과 오해, 그리고 어떻게 제대로 먹을 수 있는지까지 알아봅시다.

달걀? 계란?

달걀이 맞을까요, 계란이 맞을까요? 둘 다 맞습니다. 계란은 한자어입니다. 닭 '계(鷄)', 알 '란(卵)'입니다. 달걀은 우리말입니다. '닭의 알'에서 '달걀'이 되었습니다.

PART 4

·

음식

달걀 궁합

달걀은 완전식품?

달걀은 우유와 함께 완전식품이라고 알려져 있습니다. 하지만 천만의 말씀 만만의 콩떡입니다. 말도 안 되는 이야기입니다.

완전식품이란, 그 식품만 먹어도 움직이고 성장하고 살아가는 데 전혀 부족한 것 없는 식품입니다. 예를 들어, 아기가 태어나서 엄마의 젖만 먹어도 부족한 게 없는 것처럼 말입니다.

그래서 모유는 완전식품입니다. 그러나 달걀이나 우유는 완전식품이 아닙니다.

영양소가 고르게 들어 있어서 완전식품처럼 알려져 있는 것뿐입니다.

TIP - 달걀의 레시틴

달걀은 양질의 단백질을 공급하는 것 외에도 다양한 영양소가 있습니다. 그중 알아야 할 영양소는 바로 레시틴(lecithin)입니다. 레시틴은 기름과 물이 섞일 수 있도록 해주는 유화제 역할을 합니다. 식품을 안정적으로 만들어주고, 다양하게 활용할 수 있도록 해줍니다. 레시틴은 두뇌 발달에도 굉장히 큰 영향을 미칩니다.

달걀 노른자는 콜레스테롤 수치를 높인다?

몸을 만들기 위해서 운동을 할 때 단백질 식품을 많이 먹습니다. 그중 하나가 달걀입니다. 그런데 달걀 노른자는 빼고 흰자만 먹는 경우가 많습니다. 달걀 노른자가 콜레스테롤 수치를 높인다는 이야기 때문입니다.

달걀 노른자 안에 콜레스테롤이 많이 들어 있는 건 사실입니다. 그러나 콜레스테롤을 많이 먹는다고 해서 혈중 콜레스테롤 수치가 높아지는 건 아닙니다.

혈액 안에 들어 있는 콜레스테롤의 거의 90% 정도는 간에서 합성되는 것입니다. 간에서 대사 이상으로 인해 콜레스테롤을 많이 만들어내기 때문에 콜레스테롤 수치가 높아지는 것입니다.

TIP - 콜레스테롤 수치와 비율

콜레스테롤 수치가 정상 범위보다 조금 높다 하더라도 크게 문제 될 것은 없습니다. 나쁜 콜레스테롤로 알려져 있는 LDL 콜레스테롤과 좋은 콜레스테롤로 알려져 있는 HDL 콜레스테롤의 적절한 비율이 중요합니다.

PART 4
·
음식

달걀 궁합

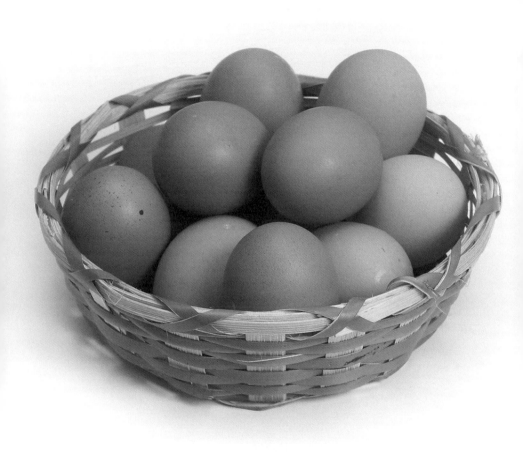

달걀은 어떻게 먹어야 할까?

달걀을 프라이로 먹든, 삶아서 먹든 영양학적으로 크게 차이가 나진 않습니다. 단 프라이의 경우 기름으로 조리하기 때문에 조심할 필요는 있겠습니다. 비만이 있는 등 주의가 필요한 경우라면 프라이보다는 달걀 찜을 권장합니다.

또한 달걀은 소금 없이 먹기 어려운 식품 중에 하나이기 때문에, 달걀을 먹다가 소금을 너무 많이 섭취하실 수 있으므로 조절해야 합니다.

비만이 있는 아이들에게는 주의가 필요할 수 있겠습니다. 성장기 어린 아이 같은 경우에는 지방을 많이 섭취하면 섭취할수록 지방 세포수가 늘어나 소아 비만에 걸리기가 쉬워집니다. 사춘기 이전의 과도한 지방 축적은 성장호르몬과 성호르몬의 정상적인 분비를 교란시켜 성조숙증을 유발할 수가 있기 때문에 주의가 필요합니다.

달걀은 많이 먹을수록 좋을까?

달걀이 몸에 좋고 영양소도 많이 들어 있으니까 무조건 많이 먹으면 도움이 될까요? 몸에 좋은 달걀이라 하더라도 칼로리를 가지고 있기 때문에 과다 섭취하지 않도록 주의해야 합니다. 그리고 어떤 음식이든 너무 많이 먹는 것은 권장하지 않습니다. 그러나 하루에 1~2알 정도 먹는 것은 문제가 되지 않습니다.

TIP - 요리에 달걀이 올라가 있는 이유

냉면, 쫄면, 잔치국수, 칼국수, 떡국 등의 요리에는 달걀이 올라가 있습니다. 이런 면 요리에는 탄수화물만 많기 때문에 달걀을 함께 먹으면 고급 단백질을 공급해 줄 수 있습니다.

02

보약보다 좋은 생강, 제대로 먹는 법

．
．
．

위가 차거나 소화 기능이 떨어져서 어려움을 겪는 사람들이 약처럼 먹을 수 있는 것이 바로 생강입니다. 생강은 『동의보감』에서 "성질은 따뜻하고 맛은 매우며 오장의 담을 삭힌다."고 적혀 있습니다.

생강의 효능

생강의 효과 효능은 굉장히 다양하기 때문에 전부 설명할 수는 없습니다. 몇 가지만 설명해보기로 합니다.

첫 번째, 생강은 피를 맑게 합니다. 콜레스테롤 수치를 낮추고 혈액순환도 촉진해서 심혈관 질환을 예방하는 데 도움이 될 수 있습니다.

두 번째, 소화를 촉진하기 때문에 영양소 흡수가 잘될 수 있도록 만들어줍니다. 중년 이후부터는 소화 기능 자체가 떨어지기 때문에 중년의 보약으로도 알려져 있는 게 생강입니다.

세 번째, 생강은 면역력을 강화시킵니다. 생강과에 속한 강황, 울금도 마찬가지입니다. 생강은 항염·항균·항암 작용을 가지고 있습니다. 동양의학에서는 생강을 관절염을 치료하는 데도 활용할 정도입니다. 또한 감기를 비롯한 감염성 질환, 기관지염 등의 호흡기성 질환을 예방하는 데도 굉장히 큰 도움이 됩니다. 특히 매운맛이 폐의 기운을 돋운다고 알려져 있는 만큼, 생강의 매운맛이 폐 기운을 좋게 합니다.

네 번째, 메스꺼움이나 구토를 억제해주는 기능을 가지고 있습니다. 멀미나 입덧이 심한 경우 생강을 입에 물고만 있어도 예방이 된다고 할 정도로 도움이 됩니다.

다섯 번째, 생강은 진통 효과가 있습니다. 치통이 있을 때에도 생강을 썰어서 물고 있으면 진정 효과가 나타난다고 합니다.

TIP - 생강의 2가지 유효성분

생강의 첫 번째 유효성분은 진저롤(gingerol)입니다. 생강에 들어 있는 여러 가지 폴리페놀 화합물 중 하나가 바로 진저롤입니다. 알싸하고 매콤한 맛을 내는 성분입니다. 현대 의학에서도 그 효과 효능이 굉장히 우수한 것으로 밝혀져 있습니다. 생강 자체가 따뜻한 성질을 가지고 있기 때문에 냉기를 개선하는 데 가장 많이 활용을 합니다. 면역력을 높여줄 뿐만 아니라 메스꺼움이나 구토를 억제하기도 합니다. 이러한 증상들이 동시에 일어나는 멀미, 입덧을 막아주기도 합니다. 콜레스테롤 수치를 낮추고 노화를 방지한다고 합니다.

두 번째 유효성분은 바로 쇼가올(shogaol)입니다. 활성산소를 억제해주는 강력한 항산화제입니다. 중추 신경계를 진정시켜 해열·진통 작용을 하며, 위 점막을 보호해서 위액 분비를 촉진합니다.

생강을 맛있게 효과적으로 먹는 법

생강은 음식의 주원료로 사용하기보다는 향신료로써 조금씩만 사용하기 때문에 섭취에 한계가 있습니다. 또한 특유의 매운맛 때문에 접근을 어려워하는 경우도 많습니다. 그래서 효과적으로 섭취하기 위해서는 전략을 써야 합니다.

첫째, 생강차입니다. 생강차는 차게 해서 먹을 때보다 따뜻하게 먹는 것이 효과 효능이 훨씬 더 높습니다. 단 위염이 있는 사람의 경우나 공복인 경우에는 속 쓰림 현상이 일어날 수 있으므로 주의가 필요합니다.

둘째, 생강청입니다. 생강청을 그냥 떠서 먹어도 되고, 요리에 넣어 먹어도 되고, 따뜻한 물에 차처럼 타서 마셔도 됩니다.

셋째, 생강 초절임입니다. 생강 초절임은 일식당에 가면 볼 수 있습니다. 입을 개운하게 해줄 뿐만 아니라 여러 가지 비린내를 비롯해서 잡내를 없애주며 입맛을 돋우는 역할을 합니다. 회와 같은 성질이 차가운 식품과 함께 먹으면 배앓이나 설사를 예방할 수 있습니다.

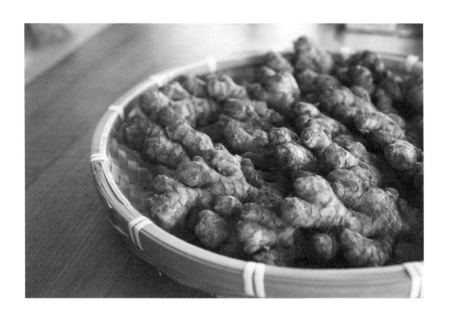

PART 4
· 음식
생강 효능

03

혈액순환에 최고, 초간단 보약 만들기

∴

여름철이나 면역력이 약해지는 환절기면 보약을 찾는 사람이 많습니다. 그러나 비용이 만만치 않으니 매번 해서 먹을 수는 없습니다. 그래서 『동의보감』에도 나와 있는 보약을 소개합니다.

왜 머리는 차갑고 발은 따뜻해야 할까?

'머리는 차가워야 하고 발은 따뜻해야 한다.' 한자로 두한족열(頭寒足熱)이라고 합니다. 왜일까요? 몸의 위(머리)는 차갑고 아래(발)는 따뜻하게 해서 순환을 유도하는 것입니다.

원리는 아주 단순합니다. 뜨거운 것은 위로 올라가고, 차가운 것은 밑으로 내려옵니다. 이러한 원리를 한의학에서는 수승화강(水昇火降)이라고 합니다. 물의 기운을 위로 올리고 불의 기운을 밑으로 내린다는 뜻입니다. 혈액은 심장의 기운에 의해 뿜어져나가고 신장의 기운에 의해 되돌아온다고 합니다. 심장은 불을, 신장은 물을 뜻합니다.

TIP - 대류 현상

가장 대표적인 대류 현상은 지구에서의 물 순환입니다.
바닷물이 태양열에 의해서 증발해 구름이 되고 다시 차가워져서 비가 되어 떨어져 바다로 가 다시 증발합니다. 공기도 마찬가지로 이렇게 순환하기 때문에 기상현상이 발생하게 됩니다.

이러한 순환의 원리는 건강의 가장 기본적인 원리입니다. 혈액, 기, 에너지, 물질 등이 모두 잘 순환되어야 건강할 수 있습니다. 순환이 잘되면 우리 몸속에서 대사가 원활하게 잘 돌아가기 때문입니다.

PART 4
·
음식
초간단 보약

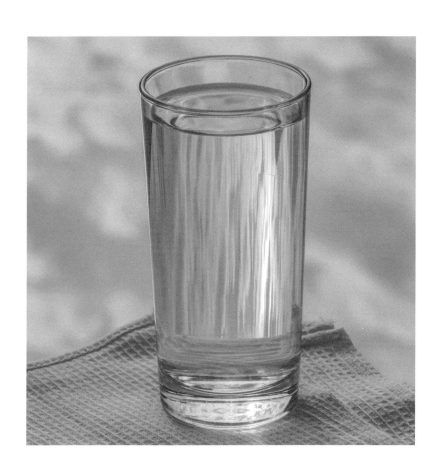

음양탕 제조법

순환을 돕는 가장 쉽고도 저렴한 보약이 있습니다. 음양탕입니다. 체질과 관계없이 남녀노소 누구에게나 다 명약이 될 수 있습니다. 컵에다가 뜨거운 물을 반 따릅니다. 그리고 나머지 반에 찬물을 따릅니다. 뜨거운 물을 먼저 받는 이유는 대류 현상을 유도하려는 것입니다. 그렇게 10초 정도 가만히 두면 컵 안에서 대류 현상이 일어납니다. 이것을 음양탕이라고 합니다.

물의 전체적인 양은 자신이 평상시에 먹는 양에 맞추면 되는데, 일반적으로 200㎖ 정도를 권장합니다. 그렇게 대류 현상이 일어나 온도가 미지근해진다고 해서 처음부터 미지근한 물을 마시는 것은 효과가 없습니다. 이미 열의 평형이 일어난 상태라서 대류 현상이 일어나지 않기 때문입니다.

음양탕은 아침에 먹어라

아침에 일어나시자마자 공복에 먹기를 권장합니다. 움직임이 없거나 오래 누워 있거나 오래 앉아 있으면 기와 혈의 순환이 둔해질 수밖에 없

PART 4
·
음식
초간단 보약

습니다. 이럴 때 음양탕을 먹으면 몸의 기혈 순환을 원활하게 해줍니다. 정신을 맑게 해주는 효과도 있습니다. 대사를 촉진해주기 때문에 다이어 트 하는 사람에게도 도움이 됩니다.

TIP - 『동의보감』에서 분류한 물의 종류

『동의보감』에서는 물을 33가지로 구분했습니다. 단순히 화학성분이 아니라 음양 학에 따른 물의 기운과 특성을 기준으로 한 구분이었습니다. 『동의보감』에 있는 33가지 물 중 몇 가지만 소개해드립니다.

정화수	새벽에 가장 먼저 길어온 물	음주 후의 신열, 배탈, 입 냄새
국화수	국화로 덮힌 못이나 수원지의 물	중풍, 어지럼증, 허약 체질
춘우수	정월에 처음으로 내린 빗물	폐렴, 감기, 전염병, 해독
추로수	가을에 백 가지 풀잎에 맺힌 이슬을 모은 물	소갈증
동상	늦가을 서리가 녹은 물	과음 후 얼굴 화끈거림, 감기 코막힘
감란수	맑은 개울물을 떠 항아리에 붓고 바가지로 그 물을 퍼올렸다가 쏟기를 반복하여 위에 거품 방울이 가득 생긴 물	급체로 인한 토사곽란
증기수	밥을 찌는 시루 뚜껑에 맺힌 물	머리털이 자람

04

아침, 간단하게 먹어도 보약이 된다?

'아침밥이 하루의 건강을 좌우한다.'

'아침 밥, 저녁 죽. 아침은 왕처럼, 점심은 평민처럼, 저녁은 거지처럼.'

아침 식사의 중요성에 대한 말이 많습니다.

아침 식사가 정말 그렇게 중요할까요?

아침 식사가 중요했던 농경 사회

아침 식사를 중요하게 생각하는 문화는 우리가 농경 사회였기 때문에 나타나는 것입니다. 농경 사회에서는 아침에 해가 뜨면 일찍 일어나 일을 해야 합니다. 일을 하려면 힘을 써야 하는데, 아침을 먹지 않으면 일을 할 수 없으니 아침 식사가 중요해졌습니다.

지금은 농경 사회가 아니지만 그래도 아침 식사를 하는 게 좋습니다. 공부를 하는 학생이라면 특히 포도당이 충분히 보충되어야 뇌가 활발하게 움직입니다. 미국 하버드 의대 마이클 머피 교수의 논문에 따르면, 아침 식사를 규칙적으로 하는 학생들의 암기력과 언어 구사력이 그렇지 않은 학생들에 비해 3% 높았습니다.

아침을 먹는 게 좋은 이유 ① 포도당 공급

밥이 소화되어 포도당이 되어 혈당이 높아집니다. 포도당이 체내에 머물 수 있는 시간은 최장 7~8시간입니다. 저녁을 7시에 먹으면 다음 날 아침까지는 10시간, 12시간이 걸립니다. 그러면 혈당이 떨어지게 되니 혈당을 보충하기 위해서 아침을 먹는 게 좋다고 합니다.

공복 시간이 길어 너무 혈당이 떨어지지 않게 해야 하는 이유가 있습니다. 포도당만 에너지원으로 사용하는 몸의 기관이 있기 때문입니다.

바로 뇌와 골수입니다. 뇌는 우리 몸을 움직이는 컨트롤 타워이므로 중요한 것은 두말할 필요도 없습니다. 게다가 골수는 혈액을 만들어내기 때문에, 골수가 일을 못 하면 혈액순환이 되지 않아 몸에 영양분과 산소를 골고루 공급하기 어려워집니다.

아침을 먹는 게 좋은 이유 ② 소화기가 뇌를 움직인다

소화기계가 움직여야 뇌가 움직입니다. 음식물이 들어가서 소화기계가 자극이 되면 정신을 차리게 됩니다. 아침에 일어나 세수를 하고 샤워를 해도 눈이 감길 수 있지만 식사를 하면 정신이 또렷해집니다. 아침에 식사를 한 사람은 그렇지 않은 사람들에 비해서 오전에 활동 지수가 훨씬 더 높게 나왔다는 연구 결과도 있습니다.

아침 식사는 언제 어떻게 할까?

아침 식사는 가급적이면 일찍, 일어나자마자 하는 것이 좋습니다. 아침 식사를 꺼려하는 이유 중 하나는 일어나자마자 먹으면 속이 불편하다는 것입니다. 그러나 아침 식사는 가볍게 하면 됩니다. 핵심은 포도당 섭취입니다. 아침부터 지방질이 많은 고기 등의 식사를 하면 소화가 안 될 수 있으니 간략한 식사를 권장합니다. 적극 권장하는 것은 과일입니다. 소화에 크게 불편함이 없을뿐더러 적절한 수분과 비타민, 당분을 섭취할 수 있기 때문입니다.

TIP - 굳이 아침을 먹지 않아도 되는 이유?

아침 식사를 꼭 해야 한다는 주장의 반대 의견도 존재합니다. 옛 문헌을 찾아보면 조선의 왕들은 아침 식사를 10시 이후에 했다고 나와 있습니다. 그래서 점심을 간단히 먹고 저녁을 일찍 먹었다고 합니다. 그래서 굳이 아침을 일찍 먹어야 되는 이유는 없다고 이야기하기도 합니다.

또한 간헐적 단식도 있습니다. 공복을 12~16시간 정도 유지하는 것입니다. 이렇게 공복 시간을 길게 가져가면 우리 몸에서는 위기 의식을 느껴 몸의 모든 에너지 대사의 순서를 바꾸게 됩니다. 그렇게 인슐린 저항성이 낮아지기 때문에 당뇨에도 도움이 된다고도 합니다.

05

공복에 단독으로 먹어야 좋은 음식

:
:

'공복에 먹으면 좋은 음식'이라고 많이들 알아봅니다. 그러나 사실 공복이 아닐 때에 먹는 음식은 드뭅니다. 식사라면 공복 상태에서 먹게 됩니다. 이번에는 정확하게 '공복에 단독으로' 먹어야 좋은 음식, 반대로 '공복에 먹으면 안 되는 음식'에 대한 오해를 알아봅니다.

공복에 단독으로 먹어야 좋은 '사과'

가장 대표적으로 알려져 있는 게 아침 사과입니다. 아침 사과는 금사

PART 4

음식

공복과 음식

과라고 합니다. 그렇다면 아침은 몇 시일까요? 새벽 5시? 아침 7시? 오전 10시? 아닙니다. 공복입니다.

그러나 사과는 공복이 아니어도 몸에 좋습니다. 식이섬유, 팩틴이 많아서 변비 예방에 도움이 됩니다. 그렇다면 사과를 공복에 먹어야 좋은 이유는 무엇일까요?

사과 산, 즉 구연산입니다. 그런데 공복에 사과를 먹었더니 속이 쓰리다면 위에 염증이 있을 확률이 높습니다. 일반적으로 위에 문제가 없으면 공복에 사과를 먹어도 속 쓰림이 없습니다.

오히려 사과를 꾸준히 먹으면 그런 증상이 나아질 수도 있습니다. 구연산은 위 장벽에 있는 세포들을 활성화시키기도 하고 재생시켜서 위를 튼튼하게 만들어줍니다.

TIP - 공복이란?

공복은 위가 비어 있는 상태입니다. 음식을 먹은 뒤에 2~3시간이 지나면 위에서 내려가게 되므로, 음식을 먹은 뒤 3시간이 지난 후를 공복이라고 할 수 있습니다.

공복에 단독으로 먹어야 좋은 '생감자'

생감자는 오랫동안 위장 질환을 앓은 사람들에게 좋습니다. 생감자가 가진 독특한 진액이 핵심입니다. 위장을 보호하고 위 점막을 재생시킵니다. 단 생감자를 먹을 때는 솔라닌이라는 독소를 조심해야 합니다. 껍질과 싹이 난 부위는 완전히 제거하고 먹어야 합니다. 생감자를 갈아서 하루에 2번, 아침과 저녁 공복에 종이컵으로 반 컵(100ml) 정도를 마시기를 권장합니다.

공복에 단독으로 먹어야 좋은 '올리브 오일'

올리브 오일은 담석이 있거나 담즙 분비가 잘 안 되는 사람들에게 좋습니다. 간에서 만들어지는 담즙은 담낭에 담겨 있다가 필요할 때 사용됩니다. 담즙에는 지방을 분해하는 소화 효소액이 있기 때문에 지방 성분이 들어올 때 사용합니다. 그런데 담즙이 잘 분비되지 않고 담낭에 오래 담겨 있으면 담즙이 말라 비틀어져서 딱딱하게 굳습니다. 이것이 담석입니다.

하루에 2번, 아침 저녁 공복에 종이컵으로 약 2/3컵 정도(150~200ml)

의 올리브 오일을 충분히 마셔주면, 지방을 소화하기 위해서 담즙 분비가 왕성해집니다. 그때 작은 담석 같은 경우는 저절로 나오는 경우도 생깁니다.

빈속에 기름을 반 컵이나 마신다는 것이 꺼려지겠지만, 올리브 오일은 과실유입니다. 그래서 상큼한 느낌이 있으므로 한 컵 정도는 무리 없이 마실 수 있습니다. 비위가 약한 사람이라면 레몬즙을 살짝 짜서 함께 마시면 충분합니다.

TIP - 다이어트 시 담석 주의

다이어트를 급격하게 하면 담석이 생기기도 합니다. 지방 성분을 급격하게 줄이면 담즙 분비가 줄어들기 때문입니다.

공복에 먹으면 나쁜 '바나나'?

바나나에는 다량의 마그네슘이 들어 있어 공복에 섭취하면 혈액 속의 마그네슘 수치가 급격하게 높아진다는 말이 있습니다. 혈액 속 칼륨과 불균형을 유발하여 심혈관에 무리를 줄 수 있다고 이야기합니다.

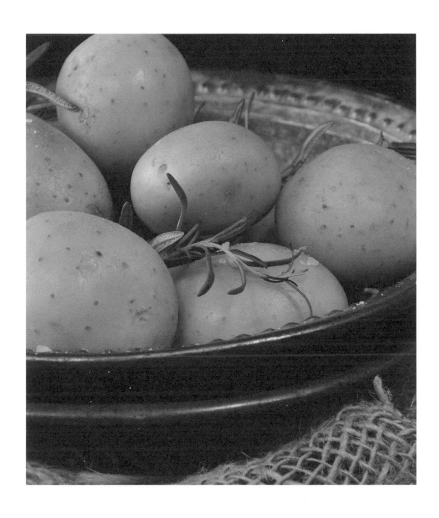

그러나 바나나는 원주민 말로 '밥'입니다. 그들이 이걸 밥처럼 먹어서 이렇게 이름지어졌습니다. 바나나는 공복에 먹어도 전혀 문제되지 않습니다. 추운 데 나갔다고 체온이 훅 떨어지거나, 산성인 콜라를 마셨다고 몸의 PH가 뚝 떨어지거나 하지 않는 것처럼, 마그네슘이 많이 든 음식을 먹는다고 바로 혈중 마그네슘 수치가 높아지지는 않습니다. 우리 몸의 항상성 때문에 조절할 수 있습니다.

공복에 먹으면 나쁜 '토마토'?

토마토를 공복에 먹으면 위장 통증을 유발할 수 있다는 말이 있습니다. 팩틴이 위산과 결합해 위장 내부의 압력을 상승시켜 통증이나 소화 불량을 일으킬 수 있다는 것입니다. 또한 타닌산이 위의 산도를 높인다고 말합니다.

근거가 전혀 없는 얘기는 아닙니다. 그러나 토마토에 들어 있는 팩틴은 사과에 더 많이 들어 있습니다. 타닌산도 사과에 비하면 약한 정도입니다. 토마토는 비타민과 미네랄 성분이 많은 식품입니다. 다이어트를 할 때도 토마토를 권하는 이유는 다양한 비타민과 미네랄을 섭취할 수 있기 때문입니다.

공복에 먹으면 나쁜 '고구마'?

고구마의 타닌과 아교질 성분이 속 쓰림이나 위장 통증을 유발할 수 있고, 혈당 수치를 급격히 상승시킨다는 말이 있습니다.

보통 밥을 먹고 나서 30분이 지나면 혈당이 급격하게 올라가기 시작합니다. 그래서 당뇨병이 있는 사람들의 경우 식후에 바로 먹는 간식이나 과일은 피해야 합니다. 그러나 고구마는 감자에 비해서 혈당을 높이는 수치, 즉 GI(Glycemic Index) 지수가 훨씬 더 낮습니다. 당을 천천히 높이는 음식 중 하나가 고구마입니다.

식품들의 GI지수

GI 지수 〈 55	55 〈 GI 지수 〈 60	GI 지수 〉 70
호두 18	고구마 55	옥수수 70
콩나물 22	바나나 55	라면 73
배추 23	현미 56	핫케이크 80
우유 25	호밀빵 58	생크림케이크 82
딸기 29	수박 60	흰쌀밥 84
토마토 30	냉동만두 60	감자튀김 85

PART 4 ·
음식
공복과 음식

사과 36	보리밥 64	떡 85
고등어 40	스파게티 65	벌꿀 88
두부 42	파인애플 65	감자 90
닭가슴살 45	소면 68	식빵 91
소고기 안심 45	크로와상 68	초콜릿 91
돼지고기 안심 45	카스테라 69	사탕 108

공복에 먹으면 나쁜 '요거트'?

요거트를 공복에 섭취하면 유산균이 위산으로 인해 파괴되어 효과를 볼 수 없다는 말이 있습니다. 그러나 유산균을 먹으면 위에서 거의 죽습니다. 공복이든 식후든 관계 없습니다. 위에서는 죽지 않고 살 수 있는 균이 거의 없습니다. 그러나 효과가 없는 것은 아닙니다. 죽은 유산균은 장에 있는 유산균의 먹이가 됩니다. 그래서 장에 있는 유산균이 더 잘 살 수 있도록 하는 환경을 만들어줍니다.

만능 양파를 먹는 가장 좋은 방법

한식, 중식, 일식, 양식 등 빼놓지 않고 들어가는 재료인 양파!
양파는 왜 먹어야 하고 어떻게 먹어야 좋을까요?

양파는 왜 먹어야 할까?

중국 사람들이 기름진 음식을 많이 먹는 데 비해 심혈관 질환이 없는
이유가 양파라고 하기도 합니다. 양파는 심혈관 질환을 예방하거나 치료
하는 데 도움이 됩니다. 양파에는 심혈관 질환에 좋은 성분이 크게 3가지

가 들어 있습니다.

첫 번째는 알리네이즈(alliinase)입니다. 양파를 까거나 썰 때 눈이 매워지게 만드는 성분입니다. 약간의 휘발성을 가지고 있는데, 이 성분이 혈압과 콜레스테롤 수치를 낮추는 데 도움이 됩니다. 혈관을 막는 원인이 되기도 하는 혈전을 녹이는 역할을 합니다.

두 번째는 퀘르세틴(quercetin)입니다. 가장 큰 특징 중에 하나는 강력한 항산화 물질이라는 점입니다. 심혈관 질환을 예방하는 데도 도움이 되고, 염증을 가라앉히는 작용을 합니다.

세 번째는 크롬(chromium)입니다. 크롬은 인슐린을 만들어내는 원료입니다. 크롬이 부족하면 인슐린이 잘 만들어지지 않아 당뇨가 올 수 있습니다. 때문에 인슐린 분비가 약해서 오는 제1형 당뇨의 경우에는 양파를 먹는 것이 도움될 수 있습니다.

양파의 껍질쪽을 먹자

양파는 껍질을 포함해서 대략 9겹으로 구성이 되어 있습니다. 양파의 성분들은 그 층마다 조금씩 다르게 들어 있는데, 속살보다는 겉으로 갈수록 성분들이 더 많이 들어 있습니다. 속살보다 겉껍질에 성분들이 약 10배에서 많게는 30배 이상 많이 들어 있는 것으로 알려져 있습니다.

맨 바깥 노르스름한 껍질에는 알리네이즈나 퀘르세틴이 30~100배쯤 많이 들어 있는 것으로 알려져 있습니다. 그래서 가급적이면 알맹이보다는 껍질에 가까운 쪽을 먹기를 적극 추천드립니다.

생으로 먹자

생양파는 맵지만 익히면 달아집니다. 매운맛을 내는 알리네이즈 성분이 휘발성을 가지고 있기 때문입니다. 그래서 매운맛을 제거하고 먹을 경우 알리네이즈의 효과는 조금 덜할 수 있습니다. 심혈관 질환, 고혈압, 높은 콜레스테롤 수치 때문에 양파를 먹는다면 생양파를 먹는 것이 가장 효과가 좋습니다. 생양파가 알리네이즈와 퀘르세틴을 가장 많이 함유하고 있기 때문입니다.

익힌 양파의 경우 알리네이즈는 날아가버렸겠지만 퀘르세틴은 남아 있습니다. 이 경우 심혈관 질환 예방, 항염, 항산화 등의 효과를 볼 수 있습니다. 또한 익힌 양파는 단맛이 훨씬 더 강해집니다. 그렇기 때문에 당뇨 환자라면 단맛을 낼 때 양파를 이용하기를 추천합니다.

중탕으로 끓여서 즙을 내서 한약처럼 먹는 경우도 있습니다. 이렇게 건강원 등에서 달일 때는 양파의 껍질까지 활용하기 때문에 퀘르세틴 함량이 훨씬 더 높아집니다.

양파 껍질 차

양파 껍질을 티백에 넣어 파는 제품이 있는데, 그렇게 우려낸다고 해서 퀘르세틴이 우러나오는 것은 아닙니다. 집에서 건강 목적으로 양파차를 먹을 경우에는 양파 2개 정도를 물 1L에 넣고 약 1시간 정도 팔팔 끓이고 30분 이상 은근한 불로 졸여서 차처럼 먹어야 합니다.

생활 속에서 양파 사용하기

튀김 요리 후에 남은 기름을 정제할 때 양파를 살짝 튀겨내면 훨씬 더 오래 쓸 수 있습니다. 고기 잡내나 생선 비린내를 없애는 효과도 뛰어납니다. 불면증이 있을 때 양파를 잘라 머리맡에 두면 잠이 잘 온다고 알려

져 있기도 합니다. 자동차, 실내의 소파 등에 탈취용으로 양파를 놓기도

합니다.

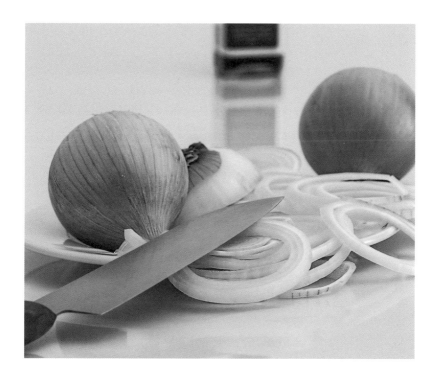

07

닭가슴살 말고 살 안 찌는 고기는?

⋮

먹어서 살이 안 찌는 것은 공기뿐입니다. 채소를 먹어도 살은 찝니다.
소나 코끼리도 풀만 먹지만 덩치가 큰 것을 보면 알 수 있습니다.

무엇이든 많이 먹으면 살이 찝니다. 그런데 왜 유독 고기를 먹으면 살
이 찐다고 할까요?

육류에 대한 오해를 풀어봅니다

돼지고기는 다이어트의 적, 닭고기는 아군?

다이어트에 육식이 도움이 되지 않는다고 생각하지만, 육식을 통해 적절한 단백질을 공급받는 것이 중요합니다. 그렇다면 소고기, 돼지고기, 닭고기 중 어떤 고기가 다이어트에 도움이 될까요? 돼지고기는 다이어트의 적이고, 닭고기는 다이어트에 도움이 된다고 알려져 있지만 오해입니다.

엄밀히 말하면 육류의 종류에 따라 구분되는 것이 아니라 부위별로 구분할 수 있습니다. 즉 지방이 적고 단백질은 많아서 닭가슴살을 다이어트에 활용한다면, 돼지고기의 안심 부위도 마찬가지라는 것입니다.

항목(100g)	단백질(g)	지방(g)
닭가슴살	28	0.9
닭날개	16~20	13~16
소고기 안심	26.5	17.1
소고기 앞다리	21.5	1.2
돼지고기 안심	30~40	5.3
돼지고기 목살	17~20	10~16

다이어트에는 닭고기가 좋다는 것은 닭가슴살이라는 부위를 이야기합니다. 같은 닭고기여도 닭날개는 지방이 많습니다. 같은 돼지고기여도

부위에 따라 단백질과 지방 함량이 2~3배까지 차이가 납니다. 다이어트를 위해서라면 닭날개를 먹는 것보다 돼지고기 안심을 먹는 것이 낫다는 것입니다.

돼지고기에는 포화지방산만 있다?

돼지고기에는 포화지방산은 많고 불포화지방산은 없어서 몸에 좋지 않다는 것입니다. 그러나 그렇지 않습니다. 실제로 그렇다고 하더라도 몸에 나쁠 것까지는 없으나, 일반적으로 육류 안에도 불포화지방산이 들어 있습니다. 포화지방산과 불포화지방산이 6:4의 비율로 들어 있습니다. 단 부위별로 그 비율이 조금씩 다를 뿐입니다. 삼겹살, 꽃등심, 소갈비, 오리고기, 닭고기의 비교입니다. 포화지방산과 불포화지방산의 비율을 보세요.

<다섯 가지 육류의 지방산 함량>

항목	포화지방산 (지방100g당 조성비)	불포화지방산 (지방100g당 조성비)
삼겹살	38.3	60.1

꽃등심	43.4	55.3
소갈비	41.2	57.5
오리고기	29.8	69.6
닭고기	31.6	67.5

(출처 : 한국식품연구원)

오리고기는 불포화지방산으로 되어 있기 때문에 건강하고, 삼겹살은 포화지방산이 많기 때문에 나쁘다고 알려져 있지만 그렇지 않습니다.

삼겹살의 포화지방산은 38.3%, 불포화지방산은 60.1%, 불포화지방산이 많은 것으로 알려져 있는 오리고기는 포화지방산이 29.8%, 불포화지방산이 69.6%입니다. 불포화지방산의 함량이 거의 비슷합니다. 물론 소고기는 오리고기나 삼겹살보다 오히려 불포화지방산의 함량이 낮기 때문에 다이어트에 도움이 되지 않을 뿐만 아니라 심혈관 질환에도 좋지 않을 수 있습니다.

불포화지방산 중에서는 우리 몸에 꼭 필요한 필수지방산이 들어 있습니다. 이 필수지방산의 함량도 비교해보도록 하겠습니다. 불포화지방산 중에서 올레산과 리놀레산을 비교해보았습니다.

<다섯 가지 육류의 필수지방산 함량>

항목	올레산 (지방100g당 조성비)	리놀레산 (지방100g당 조성비)
삼겹살	46.9	8.7
꽃등심	48.8	1.5
소갈비	51.2	1.3
오리고기	52.7	11.0
닭고기	44.1	15.5

(출처 : 한국식품연구원)

삼겹살의 경우에는 불포화지방산인 리놀레산이 8.7%, 오리고기에는 11.0%, 닭고기에는 15.5%가 들어 있습니다. 오히려 닭고기가 오리고기보다 필수지방산으로 알려져 있는 리놀렌산이 좀 더 많이 들어 있습니다.

TIP - 포화지방산/불포화지방산

포화지방산은 나쁜 지방산, 불포화지방산은 좋은 지방산이라는 것은 오해입니다. 둘 모두 각각의 역할이 있고, 적절하게 필요한 것이 팩트입니다. 적정량의 포화지방 섭취는 뇌졸중 발병 확률를 낮춘다고 합니다. 포화지방은 실온에서 단단한 특성을 가지고 있습니다. 치즈, 버터, 코코넛 오일, 팜유 등입니다.

흔히 포화지방이 콜레스테롤을 높인다고 하지만, 이것이 심혈관 질환 등에 미치는 영향에 대해서는 다시 연구되고 있습니다.

불포화지방은 실온에서 액체 상태입니다. 보통 단단한 음식에서 추출됩니다. 아보카도, 올리브, 해바라기, 아몬드, 깨, 땅콩, 고등어, 연어, 정어리 등입니다. 염증을 줄이고 콜레스테롤 수치를 낮추는 효과가 있다고 합니다.

TIP - 올레산/리놀레산

올레산은 올리브유에 포함된 지방산의 주성분으로 오메가-9 불포화지방산입니다. 고지혈증 환자에게 특히 좋다고 하며, 모유에도 많이 함유된 것으로 알려져 있습니다. 리놀레산은 모든 포유류에게 반드시 필요한 지방산인 오메가-6 불포화지방산입니다. 체내에서 합성되지 못하므로 반드시 음식물로부터 섭취해야 하며, 비타민F로 불리는 필수지방산 중 하나입니다.

고기를 삶으면 지방이 빠져나갈까?

　　육류의 지방이 조리 방법에 따라 달라지기 때문에 굽는 것보다는 찌거나 삶아서 먹는 것이 다이어트에 도움이 된다고 합니다. 그러나 사실이 아닙니다.

<구운 삼겹살과 삶은 삼겹살의 지방 함량 비교>

항목	수분(g/100g)	지방(g/100g)	단백질(g/100g)
구운 삼겹살	42.5	30.2	25.0
삶은 삼겹살	39.2	30.8	29.1

(출처 : 한국식품연구원)

구운 삼겹살과 삶은 삼겹살의 지방 함량을 실제로 비교해보았습니다. 약 10분 정도 구운 삼겹살, 30분 정도 삶은 삼겹살입니다. 구운 삼겹살의 지방은 30.2%, 삶은 삼겹살의 지방은 30.8%입니다.

실제로 삶았을 때와 구웠을 때 지방 함량이 거의 차이가 나지 않습니다. 그런데도 불구하고 구운 고기는 다이어트의 적이라고 알려져 있고, 삶은 고기는 많이 먹어도 괜찮다고 알려져 있습니다.

핵심은 구워서 먹든 삶아서 먹든 많이 먹으면 도움이 되지 않는다는 것입니다. 돼지고기든 닭고기든 적절한 양을 좋아하는 방식으로 먹는 것이 단백질과 지방을 적절하게 보충해주는 좋은 방법이 됩니다.

TIP - 기름이 산패되지 않도록 주의!

산패에 주의해야 합니다. 산패는 기름을 공기 중에 방치해두었을 때 산성이 되는 것입니다. 냄새가 나고 맛이나 색이 변하게 됩니다. 동물성 지방의 경우 산패가 잘 일어나지 않습니다. 기름은 높은 온도에서 오랫동안 끓이면 산패가 일어나기 쉬운데, 곰국은 3~4일을 내리 끓여도 산패가 일어나지 않습니다. 그러나 식물성 지방은 그에 비해 금방 산패가 일어납니다. 산패된 기름을 먹는 것은 건강상에도 도움이 되지 않습니다.

특히 들기름은 오메가-3, 오메가-6, 오메가-9이 골고루 들어 있어 건강에 좋다고 알려져 있지만 산패되기 쉬워 주의해야 합니다. 비슷한 참기름에는 지방의 산패를 막아주는 비타민E와 같은 토코페놀이 많이 들어 있어서 보다 산패가 덜합니다.

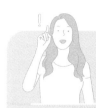

• 핵심요약
음식 한눈에 보기

01 달걀과 찰떡궁합인 음식은 무엇?

- 달걀은 몸에 좋지만, 완전식품은 아니다
- 달걀 노른자가 콜레스테롤 수치를 높이진 않는다
- 체중을 걱정한다면, 프라이보다는 찜으로 먹어라
- 달걀을 먹을 때 소금을 과다하게 먹지 않도록 주의하라
- 몸에 좋다고 달걀을 너무 많이 먹으면 안 된다

02 보약보다 좋은 생강, 제대로 먹는 법

- 생강의 효능
  ① 피를 맑게 한다
  ② 소화 기능을 촉진한다
  ③ 면역력을 강화한다
  ④ 메스꺼움이나 구토를 억제한다
     (멀미, 입덧 등에 효과 있다)
- 생강의 유효성분
  ① 진저롤 ② 쇼가올
- 생강 먹는 법
  ① 생강차 ② 생강청 ③ 생강 초절임

03 혈액순환에 최고, 초간단 보약 만들기

- 머리는 차갑고 발은 따뜻해야 한다
- 음양탕 제조법
  ① 컵에 뜨거운 물을 반 정도 따른다
  ② 나머지 반을 찬물로 채운다
  ③ 10초 정도 기다린다
  ④ 200ml 정도를 권장한다
- 음양탕은 아침에 일어나자마자 공복에 먹어라

04 아침, 간단하게 먹어도 보약이 된다?

- 아침 식사를 해야 힘을 쓴다
- 아침 식사를 해야 하는 이유

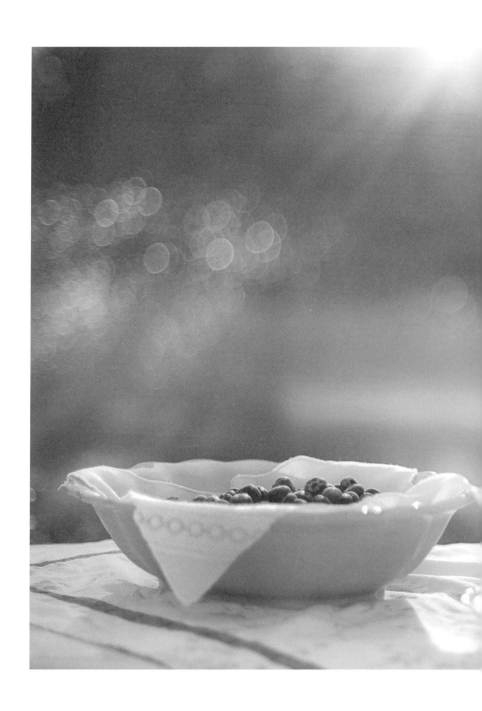

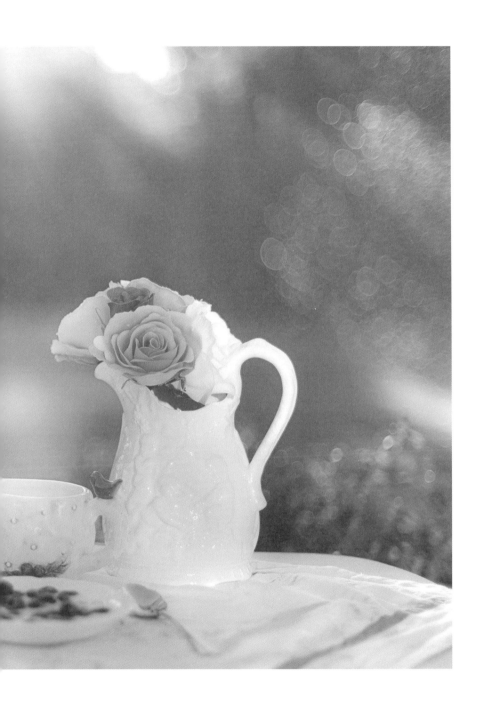